Atlas mondial de la santé

État des lieux et défis

Auteurs

Gérard Salem est professeur des universités, université Paris-Nanterre, International Society of Urban Health. Après des études de géographie, d'épidémiologie et d'urbanisme, Gérard Salem s'est spécialisé sur les questions de santé dans les villes, et les inégalités de santé. Auteur ou coauteur de plus de 70 ouvrages, notamment les atlas de la santé en France, il a enseigné en France, en Afrique, en Europe et en Amérique du Nord. Il accorde un intérêt particulier aux collaborations entre chercheurs, acteurs et décideurs.

Florence Fournet, chargée de recherche à l'Institut de recherche pour le développement, est entomologiste médicale de formation. Elle a progressivement intégré dans ses recherches des approches spatiales permettant une meilleure évaluation des liens entre environnement et santé, notamment en milieu urbain. Elle a travaillé en Afrique de l'Ouest de nombreuses années et s'est beaucoup impliquée dans la formation en coordonnant notamment un Master international d'entomologie.

Cartographes

Justine Bergeron : Géographe-cartographe indépendante après avoir effectué une licence en aménagement du territoire à Grenoble et diplômée de Carthagéo. Elle travaille désormais avec Légendes Cartographie sur différents projets éditoriaux notamment la réalisation de manuels scolaires, d'atlas ou de magazines.

Lucille Dugast : Géographe-cartographe indépendante, elle est diplômée de la formation Carthagéo. Elle a participé à la réalisation de l'*Atlas historique mondial* aux éditions des Arènes et travaille également avec l'agence Légendes Cartographie.

Remerciements

Jean-Paul Gonzalez, virologue, professeur à l'université Georgetown, États-Unis, pour les pages 74-75, 76-77 et 78-79.

Pascal Handschumacher, géographe, chargé de recherche à l'IRD, pour les pages 38-39 et 58-59.

Jean-Yves Le Madec, directeur scientifique de l'antibiorésistance à l'ANSES, pour les pages 84-85.

Emmanuel Bonnet, géographe, chargé de recherche à l'IRD, pour les pages 46-47.

Vincent Herbreteau, géographe, chargé de recherche à l'IRD, pour les pages 40-41.

Daouda Kassié, géographe, chargé de recherche au Cirad, pour les pages 40-41.

Rajerison Minoarisoa, biologiste, responsable du laboratoire de la peste de l'Institut Pasteur de Madagascar, pour les pages 38-39.

Ainsi que Justine Bergeron et Lucille Dugast qui ont eu la lourde charge de réaliser les illustrations.

Photos du document page 37 : © **CDC** (*An. gambiae* et *Ae albopictus*), **Michel Dukhan** (*G. palpalis*), **Elise Léger** (*I. ricinus*).

Maquette : Agence Twapimoa
Lecture – correction : Carol Rouchès
Coordination éditoriale : Anne Lacambre

© Autrement, un département de Flammarion, 2020.
87, quai Panhard et Levassor, 75647 Paris Cedex 13
www.autrement.com

ISBN : 978-2-7467-5107-1
Dépôt légal : octobre 2020
Imprimé et relié en août 2020 par l'imprimerie Pollina, France - 95089.

Atlas mondial de la santé

État des lieux et défis

Gérard Salem
Florence Fournet

Cartographie de
Justine Bergeron et Lucille Dugast

Autrement
Collection Atlas/Monde

Atlas mondial de la santé

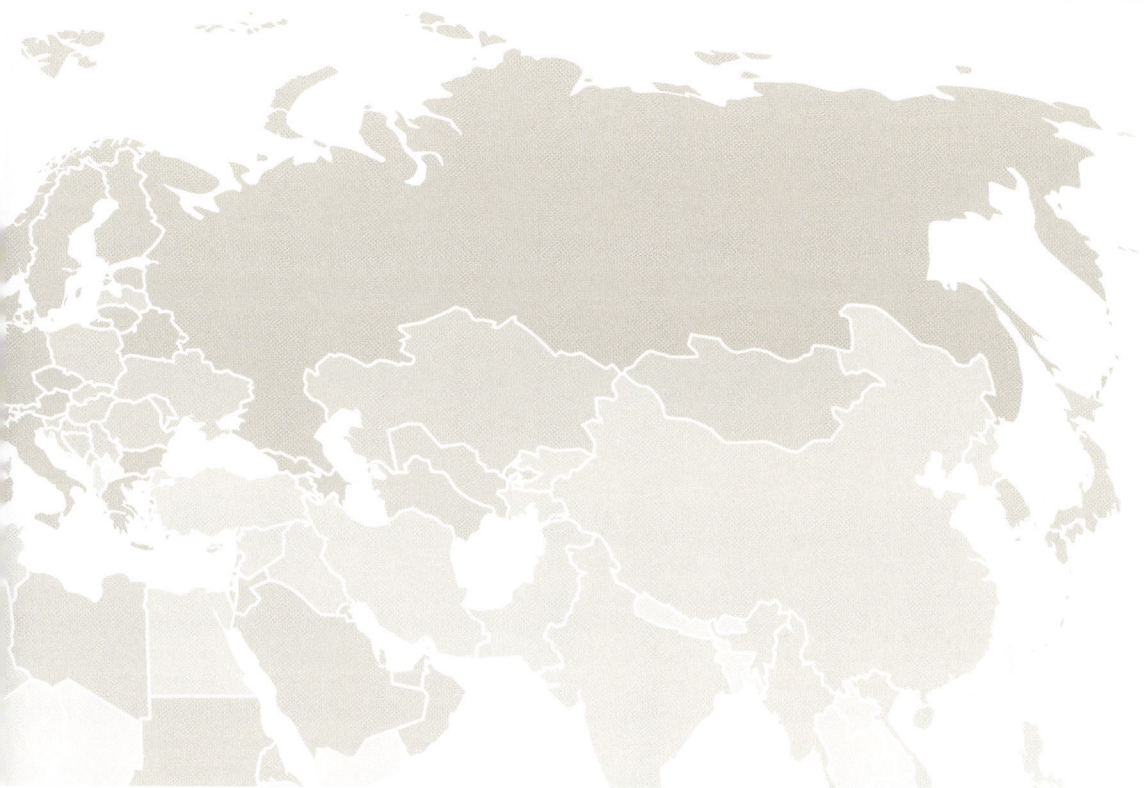

INTRODUCTION

Un atlas mondial de la santé ?

L e seul titre *Atlas mondial de la santé* introduit une série de questions qui font le sel de la géographie de la santé.

Si chacun pressent bien qu'un atlas (même s'il prend souvent dans le champ médical l'idée fréquente d'une description, comme les atlas anatomiques) est un ensemble de cartes géographiques, le projet d'un « atlas mondial » pourrait laisser penser qu'il s'agit d'un atlas concernant le monde dans son ensemble, exprimant des différences entre des pays. La maille territoriale nationale est certes des plus classiques, mais qu'en penser dès lors que les différences à l'intérieur d'un même pays sont parfois plus importantes que les différences entre pays ? Quels liens établir entre ce qui pourrait se passer à l'échelle la plus locale, comme le foyer d'une épidémie, et sa diffusion spatio-temporelle ? Comment analyser les interdépendances entre les différentes échelles, micro, méso et macroscopiques ?

Un atlas mondial de la santé doit en outre préciser l'acception retenue de la santé, du champ de la santé, des systèmes de santé. L'OMS a proposé une définition de la santé en 1946 (« un état de complet bien-être physique, mental et social »), et précisé les concepts de promotion de la santé en 1986 dans la Charte d'Ottawa (les conditions indispensables à la santé, comme le logement, l'éducation, l'alimentation convenable, le revenu, le bénéfice d'un écosystème stable, l'apport durable de ressources, la justice sociale et le traitement équitable). Ce concept sort la santé d'une approche strictement biomédicale, et établit le lien avec les déterminants de la santé, qui sont autant d'entrées familières au géographe. Pour autant, les catégorisations usuelles de la géographie sont-elles toujours pertinentes au regard de la santé, le sont-elles quels que soient les problèmes de santé considérés ?

Les progrès de la médecine

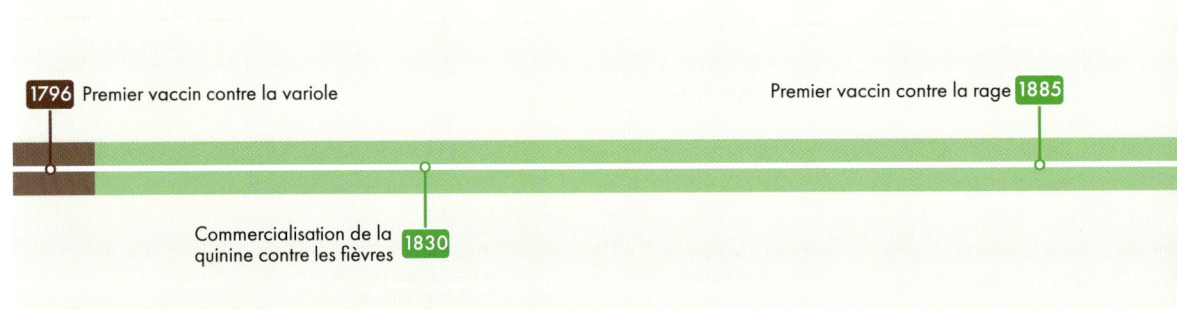

1796 Premier vaccin contre la variole

Commercialisation de la quinine contre les fièvres 1830

Premier vaccin contre la rage 1885

Source : Florence Fournet, 2019

Un tel atlas invite donc aussi à une révision des concepts et des méthodes de la géographie, comme ceux des sciences de la santé, à leur interface. Autrement posées, les questions clés sont les suivantes : quelles sont les interactions entre géographie et santé ? Comment et pourquoi la plupart des indicateurs de santé trouvent-ils des expressions spatiales, parfois bien particulières ? Comment et pourquoi la santé joue-t-elle sur la géographie des lieux, et leurs dynamiques ?

Aucun atlas de la santé ne saurait prétendre à un exposé exhaustif des disparités spatiales de santé dans le monde. Celui-ci est une refonte complète de la précédente version. Il présentera des indicateurs et des échelles les plus robustes pour décrire l'état des lieux sanitaire dans le monde, et les plus illustratifs pour décrire la démarche géographique dans le champ de la santé. Faute de place, d'importants sujets ne seront pas traités parce qu'ils l'auront été dans la précédente version (onchocercose, trypanosomiase humaine), qu'ils présentent moins d'originalité (SIDA, tourisme médical), ou encore parce qu'ils posent des difficultés conceptuelles ou méthodologiques qui dépassent le cadre de cet ouvrage (santé mentale, violence).

Après une présentation des concepts et méthodes fondamentaux mobilisés (partie 1), l'atlas présente successivement quelques grands traits de la géographie de la santé dans le monde, soulignant convergences et différenciations (partie 2), des fractures territoriales à échelle fine (partie 3), et enfin, quelques-uns des défis du nouveau millénaire, notamment la pandémie de Covid-19, intervenue quand la rédaction de cet ouvrage était finalisée (partie 4).

On trouvera en fin d'ouvrage un glossaire des termes techniques utilisés, ainsi qu'une bibliographie et une liste de sites web utiles.

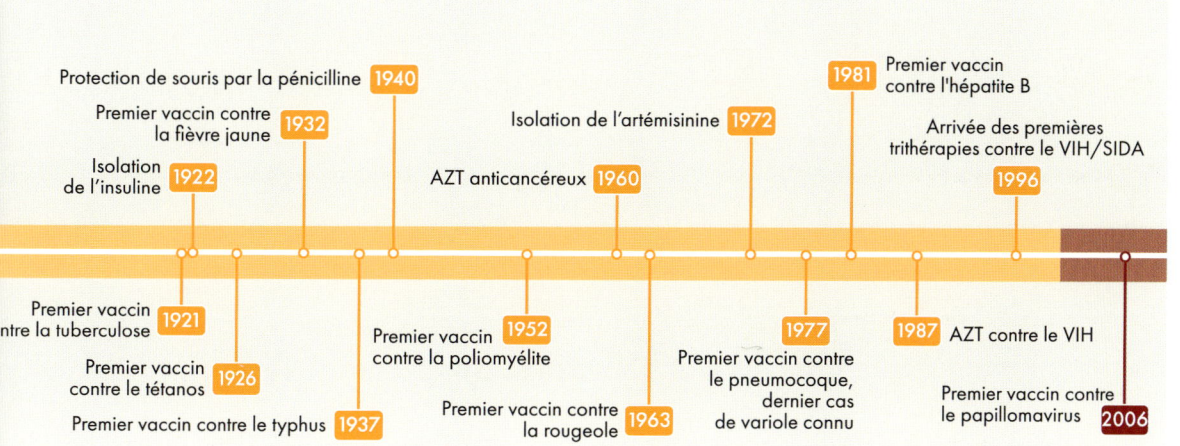

Protection de souris par la pénicilline **1940**
Premier vaccin contre la fièvre jaune **1932**
Isolation de l'insuline **1922**
Isolation de l'artémisinine **1972**
AZT anticancéreux **1960**
Premier vaccin contre l'hépatite B **1981**
Arrivée des premières trithérapies contre le VIH/SIDA **1996**

Premier vaccin contre la tuberculose **1921**
Premier vaccin contre le tétanos **1926**
Premier vaccin contre le typhus **1937**
Premier vaccin contre la poliomyélite **1952**
Premier vaccin contre la rougeole **1963**
Premier vaccin contre le pneumocoque, dernier cas de variole connu **1977**
AZT contre le VIH **1987**
Premier vaccin contre le papillomavirus **2006**

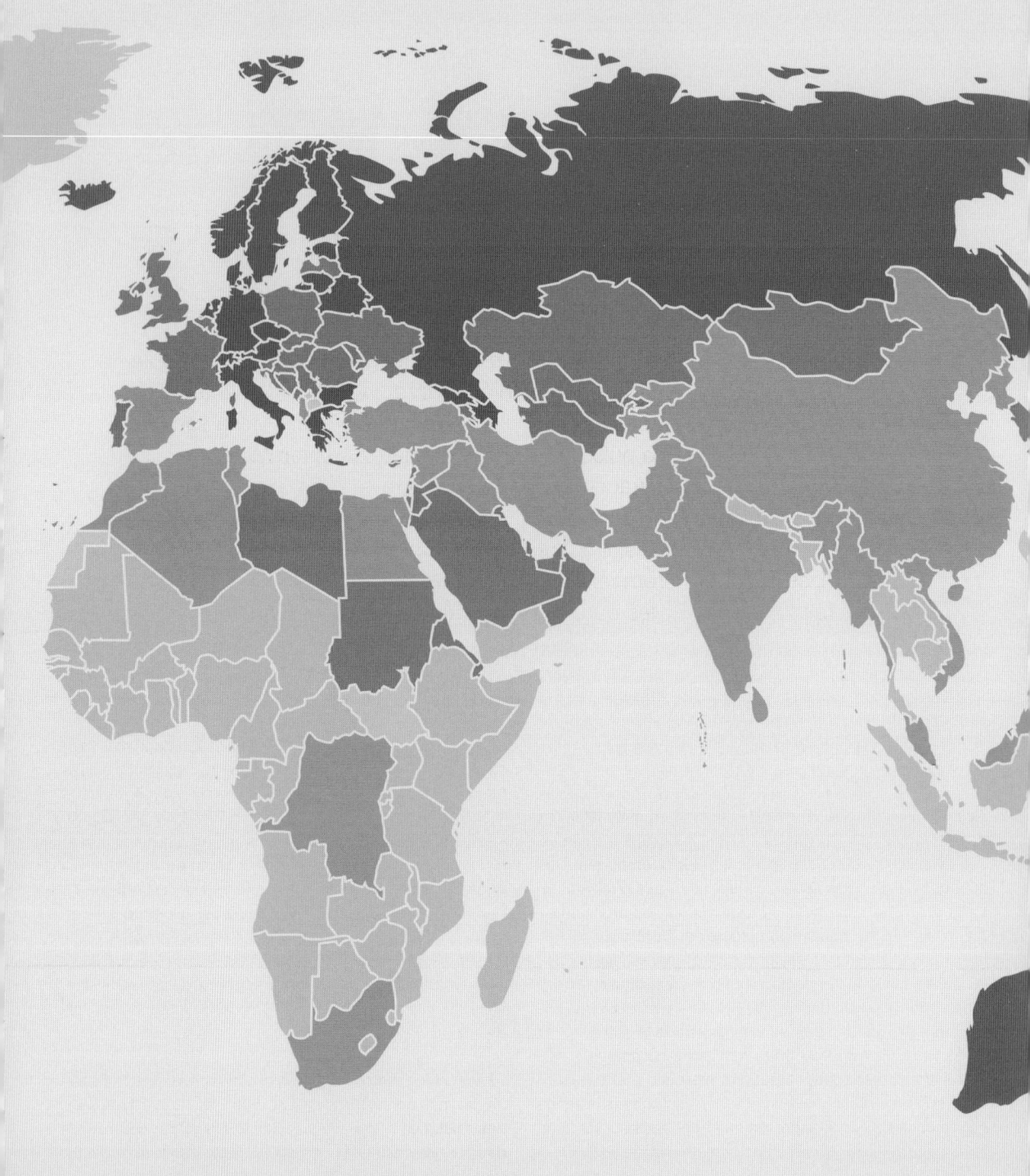

Géographie de la santé, ou géographie et santé ?

La géographie et la santé entretiennent des interactions étroites
que ne laissent pas toujours apparaître la géographie conventionnelle
ou les approches par trop biomédicales des questions de santé.
Il y a pourtant de multiples déterminants géographiques de la santé,
et la santé contribue puissamment aux dynamiques territoriales.
Pour étudier ces interactions, il faut connaître les principaux concepts,
outils et méthodes de la géographie de la santé.
Sans les exposer tous, il est utile de préciser quelques connaissances
de base, particulièrement celles qui enrichissent, voire renouvellent
la façon de penser les questions sanitaires et… la géographie générale.

Géographie et sciences de la santé : un compagnonnage ancien !

Aussi loin qu'on cherche, et dans les aires culturelles les plus diverses, les liens étroits entre géographie et santé sont soulignés. Le recueil de textes hippocratiques, *Des airs, des eaux et des lieux*, souvent cité mais rarement lu, traite ainsi des influences extérieures sur les organismes individuels et les collectivités sociales. Sont abordés les impacts sanitaires des saisons et des sautes climatiques (quelle actualité !), des vents, des eaux, de la situation géographique des lieux, des régimes alimentaires et plus généralement des modes de vie, notamment de la nutrition. Ce traité introduit l'idée de traits sanitaires communs à des populations, de variations géographiques d'état de santé en raison de facteurs locaux, et ainsi des facteurs d'émergence de maladies. D'autres se sont penchés sur les liens entre géographie et santé, notamment Avicenne (980-1037) qui insista sur le bon équilibre d'un individu dans son environnement ; James Lind (1716-1794) qui se pencha sur les maladies tropicales ; Leonhard Ludwig Finke (1747-1837), médecin allemand, dans un célèbre traité de géographie médicale et un projet de cartes nosologiques ; August Hirsch (1817-1894) qui associa de façon étroite observations de terrain et santé ; Johann Peter Frank (1745-1821), pionnier des topographies médicales, ou encore Jean Boudin qui écrivit dès 1843 un *Essai de géographie médicale* dans lequel il s'attacha de façon pionnière aux « lois qui président à la distribution géographique des maladies, ainsi qu'à leurs rapports topographiques, lois de coïncidences et d'antagonisme ».

Un véritable tournant scientifique s'est opéré avec le médecin anglais John Snow (1813-1858). Alors que la théorie des miasmes restait un paradigme prégnant, cette théorie imputait nombre de maladies, notamment la peste ou le choléra, à l'inhalation de produits naturels dégradés de l'eau ou de l'air. C'est dans ce contexte, d'autant plus défavorable que la découverte de l'origine microbienne du choléra par l'Italien Filippo Pacini (1812-1883) était mal connue, que Snow évoqua l'idée d'une ingestion. Cherchant un lien entre le nombre de cas de choléra à Londres et l'approvisionnement en eau, il en établit une preuve expérimentale en utilisant des cartes de Londres : localisant les décès par choléra, il mit en évidence un regroupement des cas dans le secteur de la paroisse Saint James, fit fermer le bras de la pompe à eau de Broad Street et l'épidémie cessa.

Bien d'autres études confirmèrent l'intérêt de croiser raisonnement géographique et questions de santé. On trouvera dans l'ouvrage de Barret [Barret, 2000] la meilleure étude de l'histoire des idées sur les liens entre maladies et géographie. Ce type d'approche n'eut qu'un écho limité chez les géographes, à l'exception notable de Malte-Brun qui, dès 1832, soulignait l'intérêt de ce type de réflexion. La première vraie construction d'une pensée géographique des maladies revient à Maximilien Sorre (1880-1962). Élève de Vidal de La Blache, Sorre développa le concept central d'œkoumène, articulant milieu physique et vie sociale. Il témoigne d'un intérêt tout particulier pour les autres sciences sociales que la géographie, notamment la sociologie, mais aussi pour la biologie.

Dans un premier article princeps publié en 1933, il affirme que « l'homme intervient dans les modifications du milieu naturel et dans la propagation des maladies qui en dépendent ». Il propose le concept de « complexe pathogène » comme l'ensemble de conditions naturelles (altitude, pluviométrie, etc.) et sociales (densités de population, modes de vie, etc.) nécessaires à l'émergence et au développement d'agents pathogènes. Il développe ce point de vue dans un ouvrage fondamental paru en 1943 [Sorre, 1943] où il souligne que la combinaison dans l'espace de ces différents facteurs explique les dynamiques spatiales et temporelles, les aires d'extension de complexes pathogènes, qualifiés d'unité biologique d'un ordre supérieur. Ce complexe pathogène « comprend, avec l'homme et l'agent causal de la maladie, ses vecteurs et tous les êtres qui conditionnent ou compromettent leur existence » [Sorre, 1943, p. 293]. La pensée de Sorre n'aura pas la reconnaissance qu'elle méritait en France en

Cartographie du choléra par John Snow

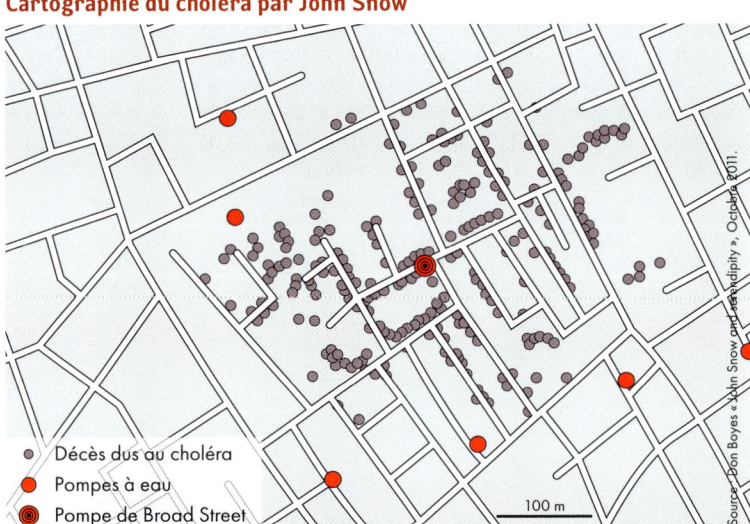

- Décès dus au choléra
- Pompes à eau
- Pompe de Broad Street

100 m

Source : Dan Boyes « John Snow and serendipity », Octobre 2011.

raison de la toute-puissance de l'approche pasteurienne centrée sur le pathogène, de l'absence de culture de santé publique et épidémiologique, et du manque d'intérêt de la géographie universitaire pour les questions de santé [Grmeck, 1963]. Si des actions publiques, notamment en matière de territorialisation des politiques de santé, ont associé géographie et sciences de la santé, et si quelques travaux académiques de géographes ont manifesté un intérêt pour les maladies, notamment en Afrique, voire le soin, il n'y a pas eu de renouvellement théorique, alors même que les propositions de Sorre sont datées, centrées sur les pathologies infectieuses qui étaient la préoccupation majeure de son époque.

On assiste en revanche à un extraordinaire foisonnement des études s'inspirant de la géographie de la santé depuis les années 1990, menées par des géographes comme par des épidémiologistes. Cet atlas rend compte autant que faire se peut de cette diversité, ces études, fondamentales ou appliquées, étant riches d'exemples variés, sont marquées par les apports de disciplines complémentaires de la géographie (épidémiologie, démographie, anthropologie, statistique, santé publique, etc.). Pour autant, le risque est réel de voir instrumentaliser la géographie en la réduisant souvent à une trousse à outils d'analyse spatiale ou de cartographie [Meade, Earickson, 2000], raison pour laquelle on rappelle brièvement les bases de cette approche.

Système de soins et système de santé

Il est fréquent d'entendre parler de « système de santé » (fonctionnement, qualité, réforme, financement, etc.) alors qu'il ne s'agit que de soins. La santé d'une population est pourtant déterminée par bien d'autres facteurs que le soin *stricto sensu*, fût-il préventif. Le niveau de santé est fonction de l'environnement physique, social, du capital social et culturel, de l'emploi et des risques professionnels pour la santé, des modes de vie et d'alimentation, du développement de la petite enfance, du système de soins, et, bien sûr, de l'âge, du sexe, et du patrimoine biologique et génétique.

La combinaison de ces facteurs individuels et sociaux est aussi géographique : elle est souvent spécifique à chaque espace, contribuant d'ailleurs à le définir. La géographie s'intéresse donc à la géographie des systèmes de santé, c'est-à-dire à la combinaison des facteurs qui, sur un espace donné contribue à la santé, « les faits de santé » [Salem, 1998], et qui participe de sa différenciation avec les espaces voisins : c'est donc une approche antidéterministe. Le géographe va chercher à comprendre les processus naturels et sociaux qui expliquent la santé en un lieu, dans la façon dont une société gère son espace, construit son contrôle, en fait un territoire. C'est dans les modes de construction, de gestion et de contrôle de l'espace que s'expliquent nombre de disparités spatiales de santé, en lien direct avec les inégalités sociales et spatiales.

Par cette approche, la géographie de la santé éclaire le lien entre santé et développement. Des débats s'apparentent à ceux sur le caractère premier de l'œuf ou de la poule ont longtemps gêné une pensée complexe, et substitué un raisonnement financier libéral à court terme à une pensée plus dynamique. De nombreux exemples montreront que la santé est cause et conséquence du développement, comme le contrôle des naissances. La santé est maintenant mieux prise en compte dans les leviers et objectifs de développement durable.

Parmi ces facteurs, le système de soins préventifs et curatifs – primaires, secondaires ou tertiaires – joue un rôle significatif mais inégal selon les contextes. Il fait lui aussi l'objet d'une approche spécifiquement géographique, qui s'apparente sans se confondre à la géographie des services.

Une approche réductrice a longtemps fondé l'approche géographique, parlant de géographie médicale, c'est-à-dire restant dans un paradigme biomédical (maladies/soins) des questions de santé. Avatar paresseux plus récent, certains réduisent l'approche géographique à l'analyse spatiale, c'est-à-dire quantitative et cartographique, de la santé et de ses déterminants, excluant donc les processus socio-territoriaux à l'origine de nombres des inégalités de santé.

Des inégalités de santé, sociales, spatiales ou socio-spatiales ?

Si les dimensions sociales des inégalités de santé ont été traitées par les plus grands anciens – de Lucrèce à Montesquieu, de Villermé sur Paris à Engels sur Londres – elles ont longtemps été minimisées par les États et les organismes internationaux, cherchant trop souvent des réponses biomédicales à des problèmes socio-environnementaux. Un tournant majeur a été effectué avec les travaux de l'OMS sur les inégalités sociales de santé. L'exemple le plus connu est certainement celui des États-Unis : si en 1980, un homme adulte riche pouvait espérer vivre jusqu'à 83 ans, l'espérance de vie des plus pauvres n'était que de 76 ans. Trois décennies après, les Américains les plus riches pouvaient espérer vivre jusqu'à 89 ans, tandis que les plus pauvres n'avaient enregistré aucune amélioration. Pire, pour certaines classes sociales, l'espérance de vie à la naissance a reculé !

La France ne fait pas figure d'exemple vertueux : pour la période 2009-2013, la différence d'espérance de vie à 35 ans entre un ouvrier et un cadre est de 6 ans, et l'espérance de vie sans incapacités marque de plus grandes différences encore, et a même décru pour les plus pauvres. Si aux États-Unis, une fois ajustée sur l'âge, la catégorie socioprofessionnelle et le niveau d'étude, l'espérance de vie varie selon la couleur de la peau déclarée, on ne peut faire cette mesure en France faute de données.

Comme cet atlas le montre, des inégalités spatiales de santé sont notables, opposant continents, pays, régions, départements, villes, quartiers de villes. Selon l'échelle considérée, elles peuvent même s'aggraver, comme en France à l'image des inégalités sociales. Pour autant, les inégalités spatiales de santé ne sont-elles que la cartographie d'inégalités sociales, ou l'appartenance régionale, la localisation dans tel ou tel quartier jouent-elles un rôle ? Les trop rares études menées sur le sujet en France montrent que, standardisées sur la catégorie socioprofessionnelle, les inégalités spatiales sont moindres mais demeurent. Desplanques a ainsi montré qu'à bien des égards la situation d'un cadre du nord de la France s'apparentait davantage à celle d'un ouvrier de la même région qu'à un cadre du sud [Desplanques, 1984] ; Rican [Rican *et al.*, 2003] que la mortalité en France par affections respiratoires entre 35 et 65 ans définissait des géographies proches avant et après standardisation sur les catégories professionnelles ; Salem [Salem *et al.*] qu'à niveau d'éducation et secteur d'activité égal, les femmes avaient des pratiques de santé, notamment d'allaitement, en fonction de leur localisation géographique.

Il ne s'agit donc pas seulement de niveau de vie ou d'étude : la localisation géographique comme l'appartenance régionale à un « pays » ou à un quartier jouent dans ces disparités, parce qu'il y a des effets de lieux (« *space matters* » disent les anglophones).

Il serait donc stupide de continuer à opposer les deux approches, car les inégalités sont à la fois sociales et spatiales. L'étude des disparités socio-spatiales permet d'évaluer les effets d'homogénéité/hétérogénéité sociale, et par exemple de discuter des conséquences sanitaires de la mixité sociale ; de discuter des effets de voisinage, par exemple entre quartiers différents ; de segmentation de l'espace, conduisant à des effets de frontières, etc. ; d'évaluer les effets induits par la territorialisation de politiques de santé, induisant des dynamiques sanitaires différentes.

Pour mener à bien ce projet, il faut donc décrire et expliquer ces disparités, en tenant compte des facteurs socio-spatiaux. Partant de la description spatialisée des états de santé et de leurs déterminants, la géographie de la santé est l'étude explicative des facteurs et processus générateurs de disparités spatiales de santé, et de l'impact de ces disparités sur les dynamiques territoriales.

Décrire les inégalités[1] géographiques de santé

Décrire des inégalités géographiques de santé suppose de les mesurer, et donc de choisir une maille spatiale d'agrégation de données. Le choix de cette maille est d'autant moins aisé qu'il est souvent imposé par des systèmes d'information calés sur les découpages administratifs, échelle qui n'est que rarement pertinente par rapport aux questions sanitaires. Sans entrer dans le détail des critères de choix d'une bonne échelle, quelques principes de base peuvent être rappelés.

Elle doit :

• découper de façon pertinente l'espace en fonction de la question de santé à traiter : une frontière administrative n'a jamais fait obstacle à un nuage radioactif ou à des pesticides, pas plus qu'une opposition entre quartiers réguliers et irréguliers n'a empêché des moustiques de circuler. Le géographe comme l'épidémiologiste doit donc vérifier que les catégories habituelles de caractérisation de l'espace sont pertinentes au regard de la question de santé envisagée ;

1. On utilisera le terme d'inégalité pour désigner une différence de valeur, par exemple d'espérances de vie ou de pourcentages de couverture vaccinale, et de disparités pour une différence qualitative, par exemple de profils sanitaires.

• s'appliquer à un espace permettant de comprendre l'origine du problème ;

• répondre à des critères de significativité statistique (effectifs suffisants, variations interprétables), faisant en sorte que l'hétérogénéité intrazone soit toujours inférieure à l'hétérogénéité interzone ;

• révéler l'existence éventuelle de structures spatiales (cluster, tendances, radiales, opposition centre/périphérie, structure aréolaire, etc.) ;

• permettre autant que faire se peut de décrire des dynamiques spatio-temporelles, ce qui conduit souvent à des

Les liens horizontaux et verticaux

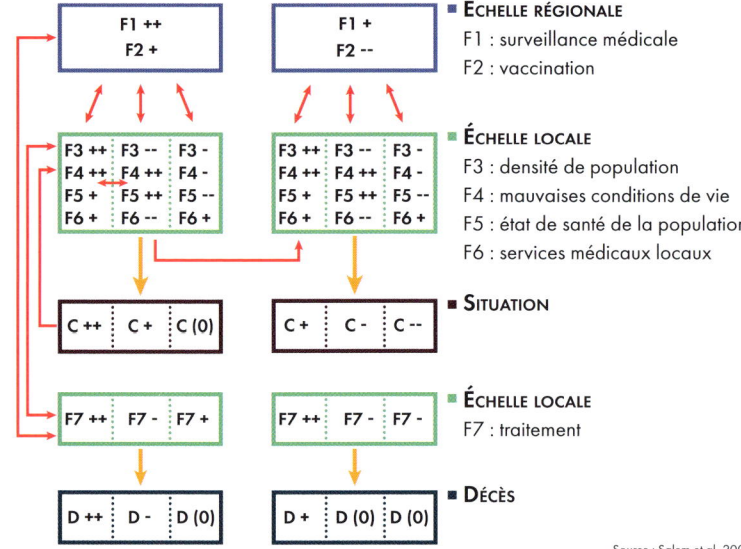

Source : Salem et al, 2006

choix difficiles entre taille de la maille et pas de temps : les effectifs concernés étant généralement plus petits quand la maille est fine, il faut agréger plusieurs années pour mesurer des variations spatiales, perdant ainsi la dynamique temporelle ; réciproquement, pour juger finement d'une dynamique temporelle, il faut agréger des unités spatiales, ce qui fait perdre en précision géographique ;

• combiner différents niveaux pour évaluer les interactions entre échelles. Le schéma ci-dessous illustre cette démarche en prenant le cas de la tuberculose. La situation sanitaire de deux régions voisines, des départements, villes, voire quartiers qui les composent est fonction d'effets « horizontaux » de voisinage et d'interdépendances « verticales » entre mailles territoriales.

Une dimension spatiale toujours présente

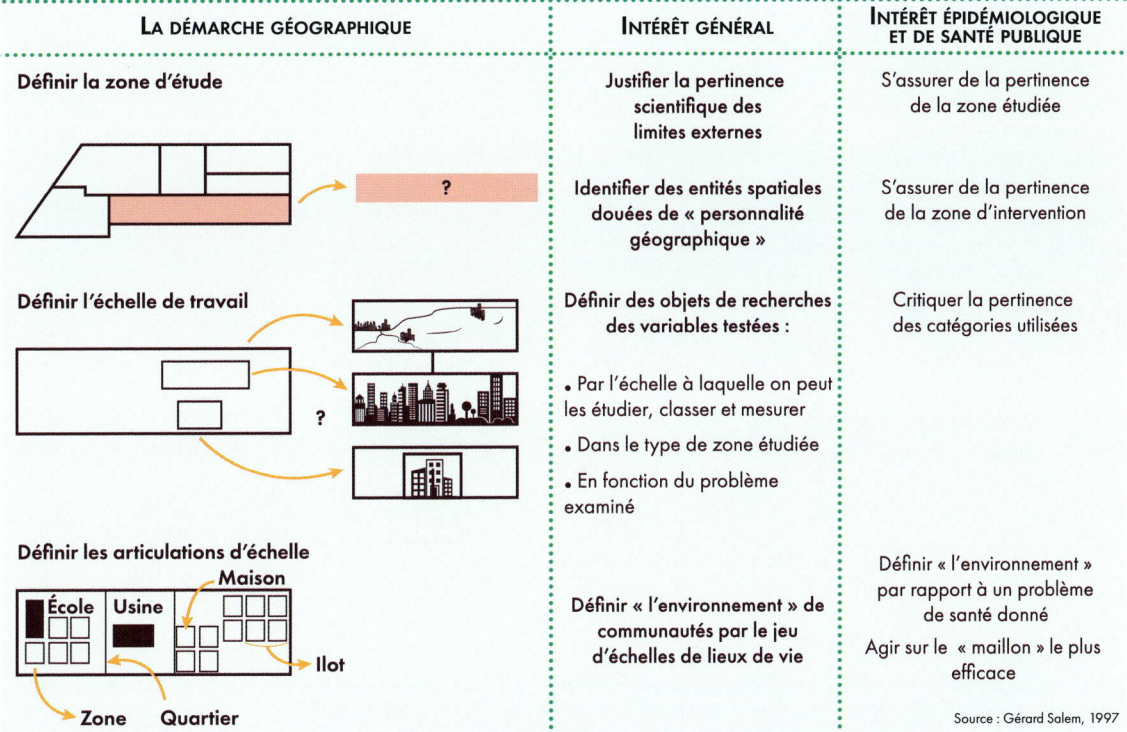

LA DÉMARCHE GÉOGRAPHIQUE	INTÉRÊT GÉNÉRAL	INTÉRÊT ÉPIDÉMIOLOGIQUE ET DE SANTÉ PUBLIQUE
Définir la zone d'étude	Justifier la pertinence scientifique des limites externes	S'assurer de la pertinence de la zone étudiée
	Identifier des entités spatiales douées de « personnalité géographique »	S'assurer de la pertinence de la zone d'intervention
Définir l'échelle de travail	Définir des objets de recherches des variables testées :	Critiquer la pertinence des catégories utilisées
	• Par l'échelle à laquelle on peut les étudier, classer et mesurer	
	• Dans le type de zone étudiée	
	• En fonction du problème examiné	
Définir les articulations d'échelle	Définir « l'environnement » de communautés par le jeu d'échelles de lieux de vie	Définir « l'environnement » par rapport à un problème de santé donné
		Agir sur le « maillon » le plus efficace

Source : Gérard Salem, 1997

Méthodes et outils pour traiter des données spatialisées

Un traitement cartographique de données sanitaires se conduit au travers de trois types de données rapportées à :

• des aires auxquelles se rattachent des données quantitatives (discrètes ou continues), ou qualitatives ;

• des points qui peuvent représenter une donnée qualitative (offre de soins selon son niveau de compétences ; type de sources de pollution, etc.), ou quantitative (nombre de consultations ; effectifs d'enfants à vacciner) ;

• des flux qui qualifient et quantifient les liens entre des espaces ou des points, comme des flux de personnes, de biens… ou de vecteurs.

Chaque série de données peut faire l'objet d'une carte descriptive révélant d'éventuelles structures spatiales, et l'ensemble faire l'objet de traitements multivariés à même de montrer leurs associations ou dissociations électives, analysées au travers de typologies.

Nombre de corrélations révélées ont ainsi montré des liens insoupçonnés, comme celui entre aflatoxine et cancer du foie, radon et cancer du poumon, etc. Ces corrélations peuvent aussi être le fruit du hasard comme celle entre le vote démocrate et… la maladie de Lyme aux États-Unis. Il est plus regrettable de voir des corrélations transformées en lien de causalité, ce qu'on appelle l'écologie fallacieuse, comme celles consistant à rapporter à la même année n des taux d'incidence de cancers et des taux de pollution, alors que les cancers d'aujourd'hui s'expliquent par de nombreuses années d'exposition.

Le modèle aires/points/flux est particulièrement intéressant en géographie de la santé car il met en évidence un système dynamique : dès lors qu'une modification affecte une aire comme un changement démographique ou environnemental ; un point comme l'ouverture d'un marché alimentaire ou la suppression d'un service public ; un flux comme la création d'une nouvelle voie de transport ou le blocage d'une frontière, et c'est tout l'ensemble qui s'en trouvera affecté.

Bien utilisée, cette méthode permet d'éviter de fréquents biais d'observation et d'interprétation : on peut se féliciter d'un changement favorable de la situation sanitaire en un lieu, mais qu'elle en est la signification si le quartier a été « gentrifié », et les pauvres ont été déplacés plus loin ? Peut-on, comme le font souvent les pouvoirs publics, considérer qu'un programme sanitaire dans un quartier a été sans effets si le taux de contraception ou le taux de caries est resté le même avant et après les actions, alors que la population a changé, les mieux nantis quittant cet espace, de plus pauvres arrivant ? Un exemple édifiant d'un modèle aire/point/flux est donné par la lutte contre l'épidémie de peste à Marseille en 1720 : pour lutter contre la propagation, des barrages furent établis en 1721, coupant des villages de leurs liens avec l'extérieur, et provoquant… de terribles famines !

Il est un des outils permettant d'accompagner une démarche de type « la santé dans toutes les politiques », qui consiste à évaluer systématiquement les effets

---

Le modèle aires, points et flux

■ **DES AIRES**

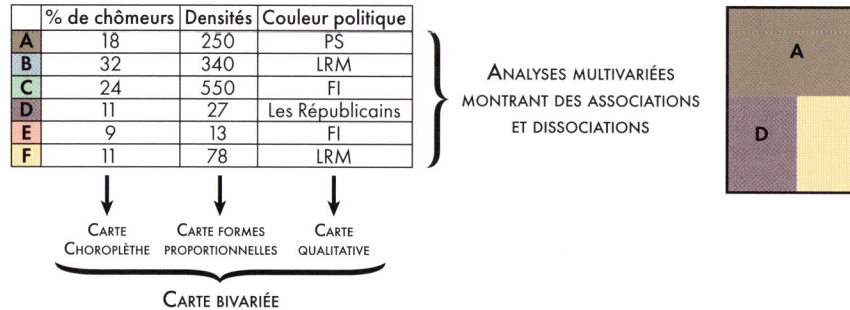

	% de chômeurs	Densités	Couleur politique
A	18	250	PS
B	32	340	LRM
C	24	550	FI
D	11	27	Les Républicains
E	9	13	FI
F	11	78	LRM

ANALYSES MULTIVARIÉES MONTRANT DES ASSOCIATIONS ET DISSOCIATIONS

CARTE CHOROPLÈTHE — CARTE FORMES PROPORTIONNELLES — CARTE QUALITATIVE

CARTE BIVARIÉE OU MULTIVARIÉE

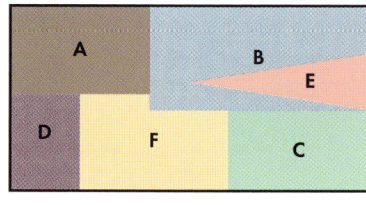

sanitaires d'une décision d'aménagement de l'espace, fût-elle apparemment sans lien avec la santé. Il est ainsi très utilisé pour étudier les liens entre pandémie, épidémie, et endémie, trois concepts associant dimensions géographique et temporelle.

Cette approche est également utile quand on veut anticiper les effets sanitaires d'un possible changement comme la restructuration d'un parc hospitalier (impact sur les populations, sur les nouvelles structures, sur les flux de patients) et plus généralement sur les nouveaux fonctionnements du système (attractivité des espaces, effets sur les transports, effets sur les autres services de soins).

Ce modèle constitue la base de la géographie des soins, en qualifiant l'offre (localisation, caractérisation, volume d'activité global et selon le sexe, l'âge, pathologies diagnostiquées), les aires de chalandises (selon le sexe, etc.) et la couverture sanitaire des populations ; les choix de recours sanitaires ; les flux occasionnés. Ce type d'approche permet de dépasser le modèle mercantile de l'offre et de la demande, pour s'attacher à la satisfaction des besoins de la population en confrontant par exemple le nombre attendu de consultations prénatales, évalué en fonction de la structure démographique et du taux de natalité de chaque aire, au nombre observé de consultations. Cette approche permet d'éviter la confusion fréquente entre accès (mesure objective des personnes ayant fréquenté une structure de soins), et accessibilité (possibilité virtuelle). Il permet aussi de poser avec force les dilemmes auxquels peuvent être confrontés des décideurs. Parmi les nombreux exemples qui pourraient être pris, citons :

• la tension entre une concentration de l'offre de soins pour mieux garantir l'excellence technique, et la perte de proximité spatiale qui affectera toujours plus les plus vulnérables ;

• l'adaptation du système de soins en fonction de la géographie des besoins qui amène la disparition de structures de soins dans des zones en déclin sociodémographique, les rendant encore moins attractives pour des jeunes, des entreprises, etc. ;

• les choix difficiles à faire entre recherche d'équité en donnant davantage de moyens aux territoires qui présentent les plus mauvais indicateurs de santé, mais qui sont parfois les moins peuplés, et le souci d'efficacité économique en privilégiant les zones où l'on touchera plus de monde avec le même investissement, même si les taux y sont plus favorables ;

• les nécessaires solidarités territoriales entre régions, villes, quartiers nantis et les plus pauvres.

Quoi qu'on en pense, le système de soins est une composante majeure de l'aménagement du territoire, le secteur du soin étant fréquemment le premier employeur et le premier vecteur de sous-traitance, le premier pourvoyeur d'enfants dans les écoles, etc. ; réciproquement, l'état de santé de la population est un facteur de dynamique territoriale. On devrait avoir, simultanément, la même démarche pour l'éducation, la justice, la culture, etc.

■ DES POINTS

	Hôpitaux	Usines	Source de pollution
A	1	3	1
B	2	4	3
C	0	3	1
D	1	0	2
E	0	4	1
F	4	0	0

■ DES LIENS ET DES FLUX

	A	B	C	D	E	F
A		5	2	0	1	1
B	7		3	1	6	0
C	3	0		6	0	7
D	0	3	2		0	8
E	2	4	1	1		1
F	4	3	0	3	1	

Expliquer, ou les « constructions socio-territoriales de la santé »

On aura compris que les nouveaux outils de la géographie de la santé – imagerie satellitaire, cartographie assistée par ordinateur, système d'information géographique, capacité de traitement de bases de données toujours plus lourdes et complexes – ouvrent d'immenses perspectives scientifiques et opérationnelles mais exposent au risque d'une technicisation sans recherche du sens à donner à ces observations, à ces dynamiques. Les risques sont clairement ceux d'un écartèlement entre épidémiologie spatiale (qui reste bien sûr de l'épidémiologie), sciences de l'ingénieur spécialiste des outils et des méthodes, ou pire encore, de techniques quantitatives avec un peu de socio-anthropologie de sens commun, comme pour tenter de rendre compte de l'air du temps.

Le projet général est de caractériser une société par la « gestion » qu'elle fait de son espace, par l'étude simultanée des formes de spatialisation des sociétés et de socialisation de l'espace, au travers d'indicateurs variés. Les indicateurs de santé sont parmi les plus révélateurs qui soient : quoi de plus parlant, pour analyser une société, que des inégalités d'espérance de vie, d'exposition à la maladie et à ses traitements, voire tout simplement de bien-être ? Quoi de plus heuristique que la compréhension de la genèse des inégalités de santé, et leurs liens interactifs avec la dynamique des territoires pour faire de la géographie, mais surtout pour gérer un territoire ?

Pour ce faire, géographie s'inscrit clairement dans le champ des sciences sociales, ce dont rend compte le concept de constructions socioterritoriales de la santé [Salem, 2006]. Le concept de construction sociale est pris dans son acception la plus basique : les sociétés créent les conditions de leur reproduction par une série de pratiques (institutions, règles de parenté, etc.), parmi lesquelles l'exploitation, l'aménagement, le contrôle de leur espace, comme a pu le montrer Z. Vaillant à La Réunion [Vaillant

2008]. L'espace est donc simultanément considéré comme support, produit, et enjeux de rapports sociaux. Il résulte des divers processus de socialisation de l'espace, des formes de segmentations en territoires de tailles et de formes variées, parfois multiscalaires, qui contribuent à la définition des pratiques sociales, au façonnement des identités, aux normes partagées (façon de boire et de manger, de se soigner et d'être soigné, de recherche du bien-être, etc.), au sentiment d'appartenance à une communauté territorialisée.

Tenant compte des contraintes physiques d'un lieu (climat, altitude, pluviométrie, réseau hydrographique, sols, faune, flore, etc.), le géographe de la santé étudiera la façon dont l'aménagement des lieux et la construction de territoires exposent inégalement des populations à la maladie et à la mort, comme l'illustreront les exemples des parties suivantes. On mettra ainsi en regard les indicateurs de santé (mortalité, morbidité, soins, etc.), les systèmes agraires mis en place, les systèmes alimentaires, le partage des ressources, les ségrégations de l'espace urbain ou encore l'offre et l'accès aux soins, etc. Cette démarche doit donner leur part respective aux facteurs « naturels », nécessaires mais pas toujours suffisants, et aux facteurs plus sociaux, culturels et surtout politiques : ce sera tantôt l'espace-support qui sera prioritairement convoqué (qualité des eaux et fluorose ; gîtes à moustique saisonniers et paludisme) ; l'espace-produit (onchocercose et systèmes agraires ; ségrégations urbaines et inégalités d'espérance de vie) ; l'espace-enjeu (allocations inégales de ressources ; organisation territoriale du système de soins, de situation de sur-maillage à celles de quasi-absence de l'État).

C'est donc, comme le recommande l'historien Lucien Febvre (1878-1956), une approche possibiliste [Fevbre, 1922] et non déterministe, qui met l'histoire et les sociétés au cœur des processus explicatifs [Braudel, 1986], pour comprendre les processus à l'origine des disparités de santé.

On retiendra donc, en résumé, que par la mise en regard d'indicateurs de santé et de déterminants locaux de la santé, environnementaux, sociaux, économiques, culturels, d'accès aux soins, etc., la géographie de la santé est la description et l'explication des disparités spatiales de santé. Ses objets principaux sont les interactions entre dynamique territoriale et santé ; l'explication des constructions socioterritoriales de la santé (genèse des segmentations de l'espace, des compositions particulières de déterminants de la santé, des constructions de normes dans les comportements liés à la santé, des façons de se soigner et d'être soigné). Elle participe ainsi à la géographie générale en montrant comment la santé est un descripteur et un facteur de compréhension de l'organisation de l'espace et de la création de territoires, et construit une interface avec les sciences de la santé, et les autres sciences sociales s'intéressant au champ sanitaire [Salem, 2020].

La démarche de la géographie de la santé

DÉMARCHE	CONCEPTS	MÉTHODOLOGIE
DÉMARCHE GÉOGRAPHIQUE	**Science sociale de l'espace** L'espace support/produit/enjeux de rapports sociaux **Définition de l'espace géographique**	**L'ESPACE** (échelles, frontières, pôles, gradients, attractions, etc.) ⟷ **SYSTÈME SOCIAUX** Gestion de l'espace et contrôle territorial **INDICATEUR/MARQUEUR DE L'ESPACE**
DÉMARCHE DE LA GÉOGRAPHIE DE LA SANTÉ	**Géographie de la santé** Définition des **faits de santé** et du système **de santé** **État des lieux** Définition de l'**espace sanitaire** dont la géographie des maladies et la géographie du système de soins, etc. **Profil sanitaire des populations et espaces** **Déterminants des états de santé**	**L'ESPACE** (échelles, etc.) considéré d'un point de vue sanitaire ⟷ **SOCIÉTÉ/TERRITOIRE** Gestion de l'espace et contrôle territorial du point de vue de la santé notamment le système de soins **INDICATEUR/MARQUEUR DE L'ESPACE** **L'ESPACE** Comme distribution spatiale de risques : population et/ou zones à risques ⟷ **SOCIÉTÉ/TERRITOIRE** Gestion de l'espace et contrôle territorial du point de vue de la santé notamment le système de soins **ÉTATS DE SANTÉ** Indicateurs synthétiques : mortalités, états nutritionnels, etc. Indicateurs de morbidité réelle Indicateurs de morbidité diagnostiquée Indicateurs de desserte et de couverture sanitaire Indicateurs de mode de vie en relation avec la santé, etc.
DÉMARCHE EXPLICATIVE	**Construction socio-territoriales de la santé, interactions dynamiques territoriales et changement sanitaire**	

Source : Gérard Salem, 1994

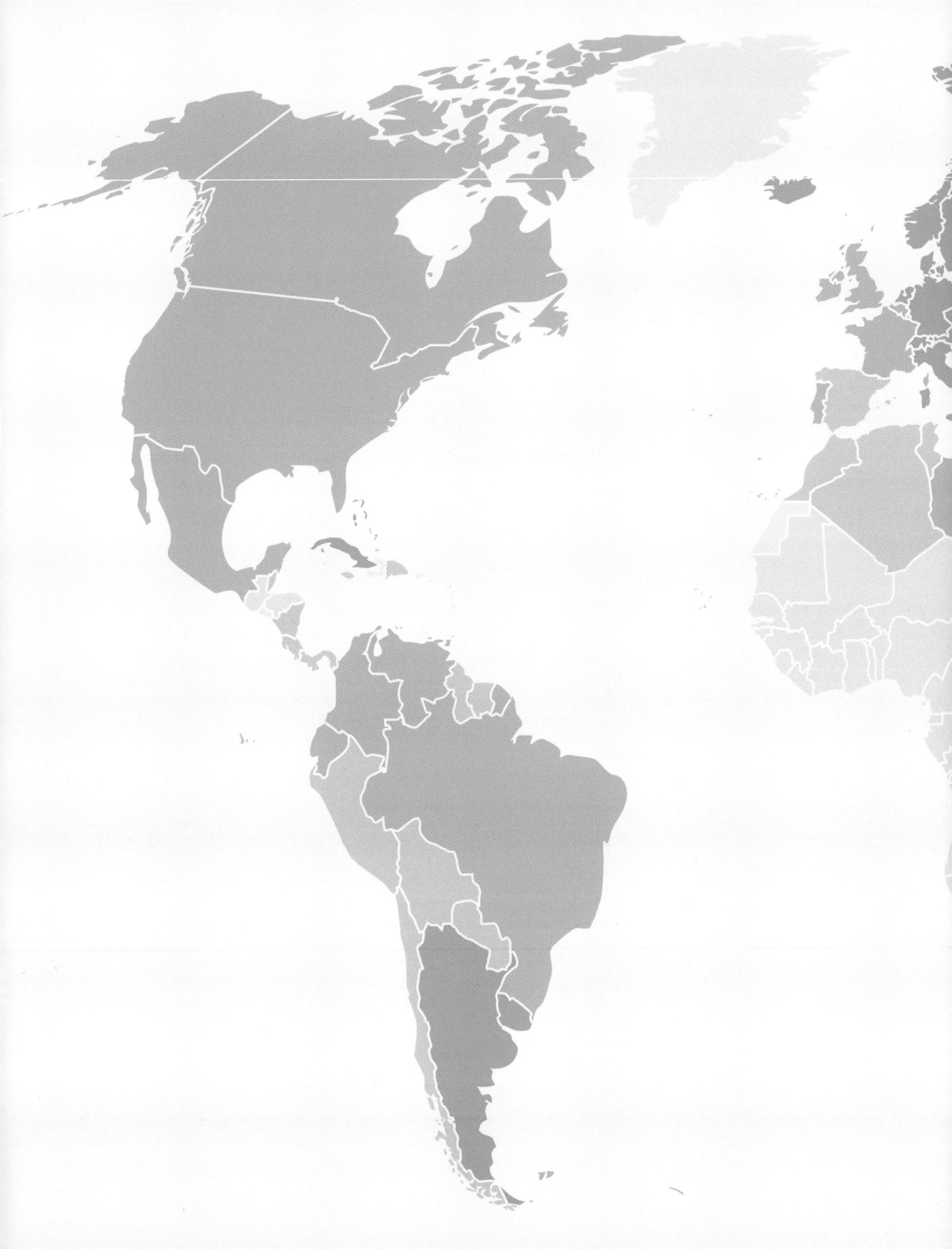

Une approche monde...

Un atlas de la santé ne saurait se dispenser d'une approche mondiale, quand bien même les données ne sont pas toujours comparables, et que les inégalités internes aux pays invalident l'intérêt de valeurs moyennes nationales.
Son titre révèle le projet : montrer les convergences et les divergences de la situation sanitaire dans le monde.
Il va sans dire que tout, ou presque, est lié – espérances de vie et états nutritionnels, états nutritionnels et maladies chroniques, offre de soins et santé maternelle, etc. – et qu'une approche globale de la santé et de ses déterminants est requise.
Nous procédons néanmoins indicateur par indicateur afin de présenter un état des lieux et, ainsi, introduire des questions aussi importantes que celles de la compréhension des dynamiques sanitaires, de la prise en compte de la santé dans toutes les politiques, de la définition difficile de priorités, de la viabilité des systèmes de soins.
Nous étudions ainsi successivement des indicateurs se rapportant aux grandes questions actuelles de santé publique, traitées sous l'angle de populations spécifiques, de groupes de maladies, de réponses apportées.

Transitions démographiques et épidémiologiques

Le concept de transition démographique vise à expliquer l'évolution des dynamiques de population dans le monde, celui de transition épidémiologique analyse le passage d'une prédominance des maladies infectieuses à celle de maladies chroniques et dégénératives.

I nitialement proposé par l'écono-miste Adolphe Landry (1874-1956), le concept de transition démographique vise à expliquer l'évolution des dynamiques de population dans le monde. Il rend compte du passage de taux élevés à des taux bas de natalité et de mortalité. On distingue classiquement trois grandes phases : une première caractérisée par la chute des taux de mortalité et le maintien, voire l'augmentation, de la natalité ; une seconde marquée par une baisse moindre de la mortalité et une diminution progressive de la natalité ; une troisième remarquable par des taux faibles de mortalité et de natalité. Le différentiel entre natalité et mortalité, auquel s'ajoute le solde migratoire, est à l'origine de taux de croissance inégaux de la population.

Omran (1971) a proposé un modèle complémentaire dit de transition épidémiologique, qui distingue trois âges successifs : celui des pestilences et des famines, puis celui du recul des pandémies, et enfin celui des maladies chroniques et dégénératives. Certains auteurs voient dans l'émergence des maladies dégénératives (Alzheimer, démences séniles, maladie de Parkinson), une quatrième phase spécifique qui ne serait pas seulement reliée au vieillissement de la population, mais à des effets environnementaux. D'autres encore insistent sur la place croissante des décès dus à la violence, sur les troubles mentaux, etc. La proposition d'Omran a souvent été caricaturée, faisant d'une tendance statistique un scénario mécanique et unique par lequel passeraient tous les pays. Plus encore, on peut

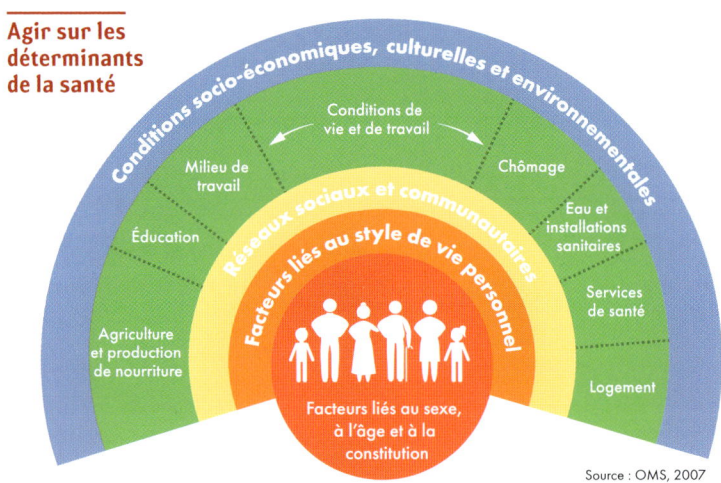

Agir sur les déterminants de la santé

Source : OMS, 2007

lire que dans les pays pauvres, la transition ferait que les populations riches seraient touchées par des maladies typiques de pays développés (surpoids, diabète, cancer, maladies cardiovasculaires), tandis que les populations pauvres seraient affectées par les « vieilles » pathologies infectieuses et parasitaires. Les études récentes montrent qu'en fait il s'agit d'une double charge pour les pays en développement (maladies infectieuses + maladies chroniques), et que ce cumul affecte particulièrement les populations pauvres ou aux revenus intermédiaires (infections des plus jeunes, et maladies chroniques des aînés), alors même qu'elles ont une moindre couverture sanitaire, un moindre accès à des soins préventifs et curatifs de qualité.

La réflexion sur les déterminants des changements sanitaires est au cœur des sciences sociales comme des sciences de la santé. L'OMS a proposé un modèle complexe permettant une approche holistique, intellectuelle et pratique de la santé et de ses déterminants. Des travaux de sciences sociales soulignent des facteurs de changement. Ainsi, la quasi-généralisation de la sédentarisation et le développement de systèmes agraires appuyés sur l'élevage ont établi des contacts plus étroits et plus fréquents entre humains, et entre humains et animaux, permettant la circulation de vecteurs, de bactéries et de parasites favorisant l'émergence de maladies. La variole, aujourd'hui éradiquée, constitue un exemple du système aire/points flux évoqué en introduction : sans doute apparue avec la sédentarisation de populations dans la Corne de l'Afrique plus de 10 000 ans av. J.-C., elle fut introduite en Asie par des marchands arabes, et devint ensuite une cause majeure de décès en Europe. De même, quelques siècles plus tard, et comme l'illustrent de magnifiques romans du XIXe siècle, l'industrialisation et l'urbanisation ont eu un impact sur les maladies liées à la promiscuité (tuberculose), à l'alimentation en eau (choléra), ou la proximité d'abattoirs (fièvre Q). Plus récemment, la circulation des biens et des personnes est devenue un facteur de risques sanitaires nouveaux, particulièrement de maladies infectieuses (VIH-Sida, coronavirus, etc.). Pour autant, on a pu observer que nombre de progrès dans la situation sanitaire étaient intervenus avant les progrès médicaux *stricto sensu*, comme la baisse de la scarlatine ou de la typhoïde avant la découverte des antibiotiques, de la rougeole avant l'établissement du vaccin. Ces progrès s'expliquent par les progrès de la sécurité sanitaire (hygiène, pasteurisation et réfrigération), de l'assainissement, des réglementations publiques nationales et internationales, de politiques de santé publique audacieuses, comme celle initiée en France par le programme du Conseil national de la Résistance, à l'origine de la Sécurité sociale.

Des modèles plus descriptifs qu'explicatifs

Plus descriptifs qu'explicatifs, les modèles de transition traitent davantage, par construction, de mortalité que de morbidité, et de morbidité que d'état de santé et de bien-être. Il ressort le besoin de modèles à la fois dynamiques et pluridisciplinaires, rendant compte des facteurs de changement sanitaire au sens large, d'interactions entre maladies, voire d'émergence de nouvelles maladies. L'exemple du VIH-SIDA est très éclairant : si l'origine du virus est probablement simienne, son émergence et sa diffusion ont tenu à plusieurs facteurs (développement du tourisme international notamment sexuel, utilisation de drogues injectables, augmentation des transfusions sanguines, vente de sang, affirmation de modes de vie communautaires gay, etc.) dont les combinaisons expliquent les dynamiques spatio-temporelles d'infection et de développement de la maladie.

Des modèles plus dynamiques : pathocénose, One Health

Le concept de pathocénose proposé par Grmeck, ou celui de « One Health » s'essayent à rendre compte de cette complexité, créant l'interface indispensable entre sciences de la santé et sciences sociales. La géographie contribue à cette réflexion en identifiant les effets de lieux, de la région au micro-quartier, de territorialisation, de proximité, de liens, de frontières entre espaces, enrichissant les approches qui ne verraient les inégalités de santé que sous leur angle d'inégalités économiques *stricto sensu*, ou biologiques.

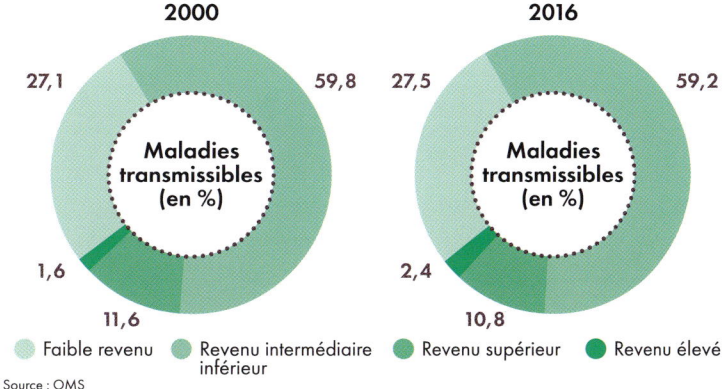

Maladies transmissibles : comparaison 2000 et 2016

Source : OMS

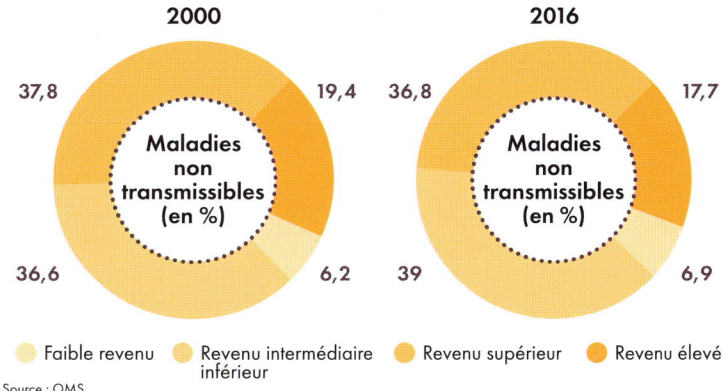

Maladies non transmissibles : comparaison 2000 et 2016

Source : OMS

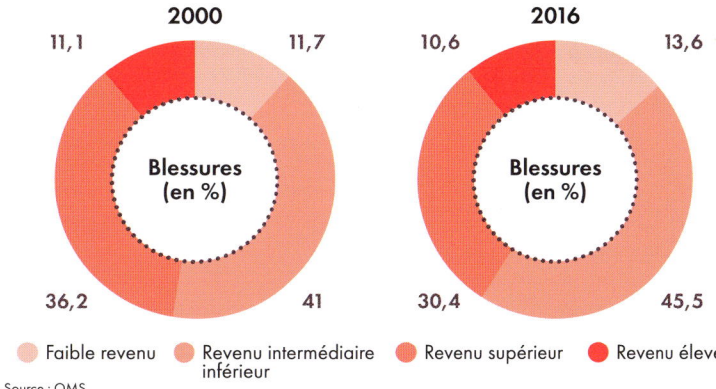

Blessures : comparaison 2000 et 2016

Source : OMS

Un monde toujours injuste, mais changeant (1)

L'espérance de vie reste l'indicateur le plus synthétique pour décrire la situation sanitaire d'une population même s'il est une mesure de mortalité. Il permet des comparaisons spatiales et temporelles.

Évolutions nationales des espérances de vie à la naissance entre 1950-1955 et 2010-2015

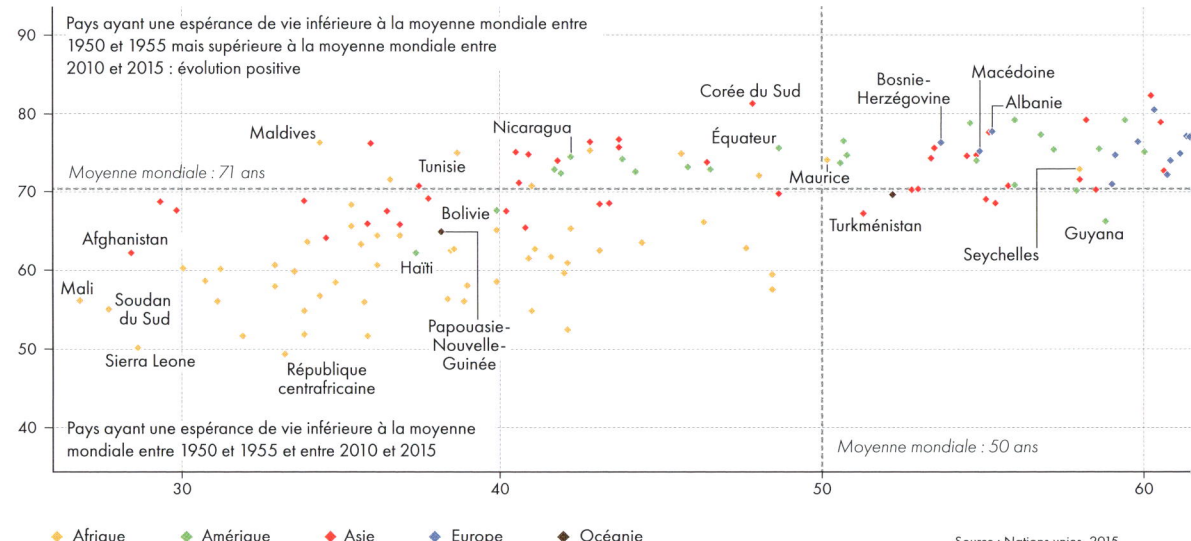

Espérances de vie en années (2010-2015)

Pays ayant une espérance de vie inférieure à la moyenne mondiale entre 1950 et 1955 mais supérieure à la moyenne mondiale entre 2010 et 2015 : évolution positive

Moyenne mondiale : 71 ans

Pays ayant une espérance de vie inférieure à la moyenne mondiale entre 1950 et 1955 et entre 2010 et 2015

Moyenne mondiale : 50 ans

Afrique   Amérique   Asie   Europe   Océanie

Source : Nations unies, 2015

Les périodes sélectionnées pour étudier l'évolution des espérances de vie dans le monde marquent des époques très différentes du point de vue économique, sanitaire (vaccins, antibiotiques) ou géopolitique (reconstruction, guerre froide, décolonisation).

Les structures spatiales relativement simples mais changeantes :
• en 1950-1955, s'opposent massivement les pays du Nord à ceux du Sud, groupe que Sauvy a appelé dès 1952 les pays du « tiers-monde » ;

• en 1960-1965, les oppositions sont moins binaires, laissant apparaître de gros progrès en Amérique centrale et du Sud, et une amorce de gain dans une longue bande de pays allant du Maghreb à la Chine ;
• en 1970-1975 et en 1980-1985, cette composition s'affirme, découpant grossièrement le monde en trois sous-ensembles marqués par le retard persistant de l'Afrique, à l'exception intéressante de l'Afrique australe ;
• en 2010-2015, l'opposition redevient plus binaire, isolant l'Afrique du reste du monde.

Le graphique croisant les données de 1950-1955 et 2010-2015 montre qu'il y a trois grands groupes de pays :
• ceux du cadran inférieur avec une faible espérance de vie aux deux périodes, principalement localisés en Afrique ;
• ceux du cadran supérieur gauche qui ont nettement progressé, surtout des pays asiatiques ;
• ceux du cadran supérieur droit, les pays les plus riches.

Espérances de vie dans le monde : comparaison 1950 et 2015

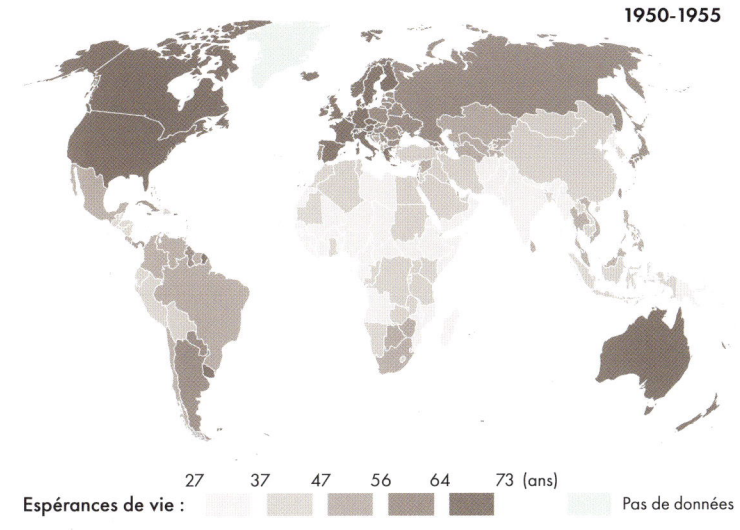

1950-1955

Espérances de vie : 27 37 47 56 64 73 (ans) Pas de données

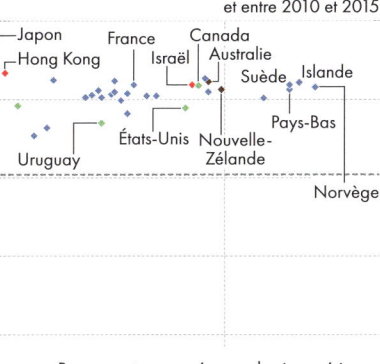

Pays ayant une espérance de vie supérieure à la moyenne mondiale entre 1950 et 1955 et entre 2010 et 2015

Japon — France — Canada — Hong Kong — Israël — Australie — Suède — Islande — États-Unis — Pays-Bas — Uruguay — Nouvelle-Zélande — Norvège

Pays ayant une espérance de vie supérieure à la moyenne mondiale entre 1950 et 1955 mais inférieure ou proche de la moyenne mondiale entre 2010 et 2015 : évolution faible ou négative.

70

Espérances de vie en années (1950-1955)

Source : Nations unies, 2015

2010-2015

Espérances de vie : 50 58 66 72 77 84 (ans) Pas de données

Pas de déterminisme naturel, plus de zonalité

Ces dynamiques inégales soulignent qu'il n'y a aucun déterminisme naturel, des pays vivant dans des conditions climatiques et biogéographiques comparables présentant des indicateurs très inégaux, et inversement. On notera en particulier que le caractère « tropical » n'a pas de valeur explicative : si l'Afrique intertropicale progresse lentement, Hong Kong enregistre l'espérance de vie record de 84,8 ans en 2019, suivie de près par Macao et Singapour !

À l'inverse des pays ont stagné, parfois régressé, comme dans l'ancien bloc socialiste.

Si les espérances de vie ont globalement progressé dans le monde, des inégalités demeurent, et on est d'autant plus loin de l'uniformisation que les différences internes aux pays tendent à s'accroître dans nombre de pays. Les déterminants de la longévité ne sont donc pas à rechercher dans la position géographique *stricto sensu*, mais dans le niveau de développement social, notamment le niveau d'éducation, environnemental et économique.

Un monde toujours injuste, mais changeant (2)

L'espérance de vie constitue un indicateur synthétique des niveaux de développement social des pays : les cartes révèlent ainsi des dynamiques territoriales différenciées, soulignant à la fois des rapprochements et des divergences.

Des inégalités entre hommes et femmes

Les femmes ont, de façon quasi universelle, une espérance de vie à la naissance supérieure à celle des hommes, mais très inégalement, de presque nulle à plus de 11 ans. La surmortalité masculine est particulièrement forte en Amérique latine, en Europe orientale et en Russie. En Afrique, la différence est moindre, notamment en raison des risques liés à la maternité. Plusieurs facteurs se combinent : moindre mortalité infantile féminine, moindre tabagisme et alcoolisme des femmes, moindres risques professionnels et de morts violentes.

La catégorie statistique des morts violentes est composite, regroupant surtout homicides, victimes de conflits, accidents de la route et suicides. La qualité de l'enregistrement de ces décès est particulièrement sujette à caution dans les pays où la violence est la plus endémique : que sait-on du nombre réel de victimes de la guerre en Syrie, d'homicides liés au banditisme en Amérique latine, de féminicides dans les sociétés les plus machistes, d'accidents de la route en Afrique ? De même, des études ont montré que les suicides étaient très inégalement enregistrés selon le contexte social et religieux, rendant les comparaisons entre pays ou régions difficiles.

La violence est multiforme, et ne se mesure pas seulement en chiffres de mortalité, et les Nations unies se sont émues du peu de cas fait de cette question dans les grands programmes internationaux. Elle est pourtant facteur d'autant de décès que la tuberculose, et plus que le sida et le paludisme réunis, qui font l'objet de programmes internationaux. 90 % des morts violentes surviennent dans des pays à revenus faibles ou intermédiaires, en premier lieu dans ceux où les inégalités sociales et territoriales sont fortes. Suicides et homicides représentent 80 % des décès par morts violentes. En 2017, les guerres auraient tué 100 000 personnes, et les homicides près de 500 000. Dans nombre d'endroits, notamment des villes des Amériques, le risque d'être victime d'un homicide est majeur pour les hommes entre 15 et 29 ans. L'OMS a évalué à plus de 1 400 le nombre quotidien de victimes d'homicides dans le monde, soit presque une par minute, selon une géographie tranchée : au Salvador, le taux d'homicides serait de 83 pour 100 000 en 2017, et de 0,3 au Japon ! De même qu'une approche genre est indispensable pour évaluer et promouvoir des programmes de santé publique, la violence appelle une approche intersectorielle d'un problème sociétal majeur.

Et dans quel état de santé ?

Mais, de façon contre-intuitive, « l'espérance de vie » est bien une mesure de mortalité, qui dit peu de choses de la qualité de vie d'une population dans ses dernières années : on peut souffrir du dos toute sa vie et mourir d'autre chose, être dans un cadre de vie inadapté à son âge ou à sa condition ! Pour essayer de rendre compte de l'état de santé d'une population, on a proposé un indicateur d'« espérance de vie en bonne santé », c'est-à-dire sans limitation irréversible d'activité dans la vie quotidienne ni incapacités. Cet indicateur, encore grossier, veut rendre compte des conséquences de mode de vie, de risques professionnels, de la qualité de la prise en charge des « accidents de la vie », mais aussi de l'adaptation du cadre de vie, du soutien social et familial. Ces composantes sont bien sûr différentes selon les pays, fonction du statut des aînés par exemple, de l'accompagnement social du handicap. Les comparaisons sont donc difficiles, et la carte présentée est l'image synthétique et complexe de multiples facteurs économiques, sociaux, culturels, politiques. Comme de nombreux travaux l'ont montré, les catégories toutes faites, « jeunes », « vieux », « handicapés », sont donc insuffisantes si elles ne sont pas indexées sur le niveau socio-économique et le contexte social et géographique. Ces questions en apparence très techniques sont en fait au cœur de nombreux débats politiques : les inégalités d'espérances de vie, entre catégories sociales et régions invalident des débats généraux sur les droits à la retraite qui n'en tiendraient pas compte. De même, ceux qui ne tiendraient pas compte des inégalités d'espérance de vie en bonne santé, témoins d'exposition aux risques professionnels de travaux pénibles, répétitifs, dans des milieux souvent malsains, qui se combinent aux risques d'un milieu de vie défavorable et d'un moindre accès aux soins.

Les différences d'espérances de vie entre hommes et femmes

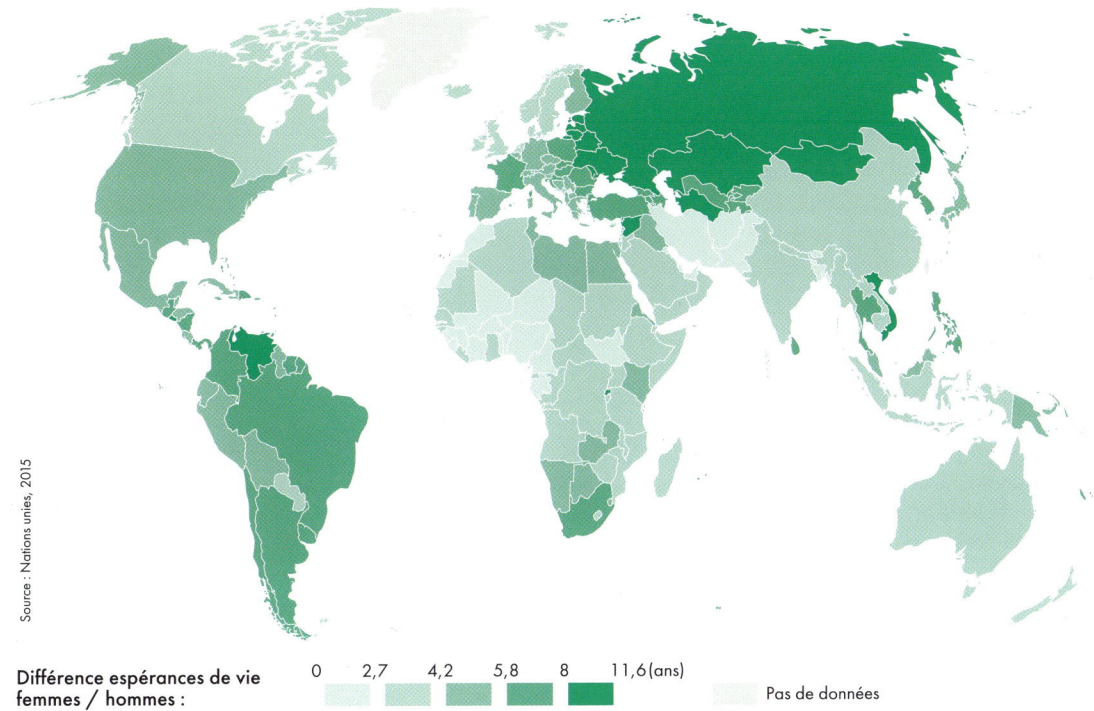

Source : Nations unies, 2015

Différence espérances de vie femmes / hommes :

0   2,7   4,2   5,8   8   11,6 (ans)

Pas de données

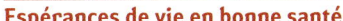

Espérances de vie en bonne santé

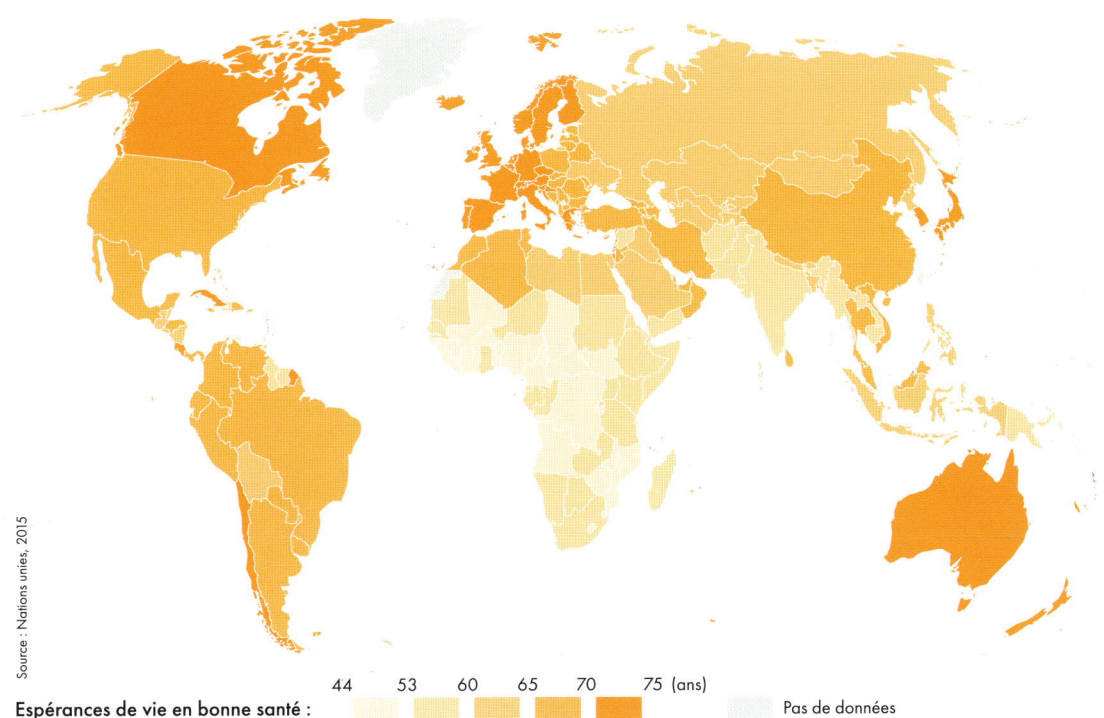

Source : Nations unies, 2015

Espérances de vie en bonne santé :

44   53   60   65   70   75 (ans)

Pas de données

La mortalité des enfants : progrès et inégalités

La mortalité des enfants est un indicateur en lien direct avec l'environnement, la qualité des soins obstétricaux et pédiatriques, la vaccination. Elle est un puissant révélateur d'inégalités géographiques.

Le poids de l'environnement

La mortalité des enfants de moins de cinq ans est l'expression de la qualité de l'environnement, du type de développement, et du niveau socioculturel des mères. La mortalité infantile est plus particulièrement liée à la qualité des soins obstétricaux et pédiatriques (notamment de la prise en charge de la prématurité et des petits poids à la naissance, et des infections). La mortalité infanto-juvénile est plus fonction de la couverture sanitaire (vaccination) et de l'hygiène du milieu (infections respiratoires, maladies à transmission vectorielle, notamment le paludisme). Le premier mois de vie est la période la plus à risque : selon l'UNICEF, 2 600 000 enfants sont morts dans le monde durant leur premier mois de vie en 2016, soit plus de 7 000 par jour !

La mortalité des enfants de moins d'un an est une composante marquante de l'histoire longue de l'humanité : on comptait de 250 à 300 décès pour 1 000 naissances vivantes au XIVe siècle au Japon, au XVIIe en France, au XVIIIe en Finlande, au XIXe aux États-Unis, au début du XXe au Brésil.

D'abord lente (433 ‰ en 1800, 362 ‰ en 1900, et 215 ‰ en 1950), la diminution de la mortalité infantile s'est accélérée à partir des années 1950, mais de façon différente dans le monde. On note à grands traits :
• la continuation d'une baisse lente et régulière dans les pays à taux bas (Amérique du Nord, Australie, et surtout Europe) ;
• la baisse décalée dans le temps mais rapide dans les pays à taux moyen (centre, ouest et sud-est de l'Asie, et Amérique latine) ;

Taux de mortalité des enfants de moins de 5 ans

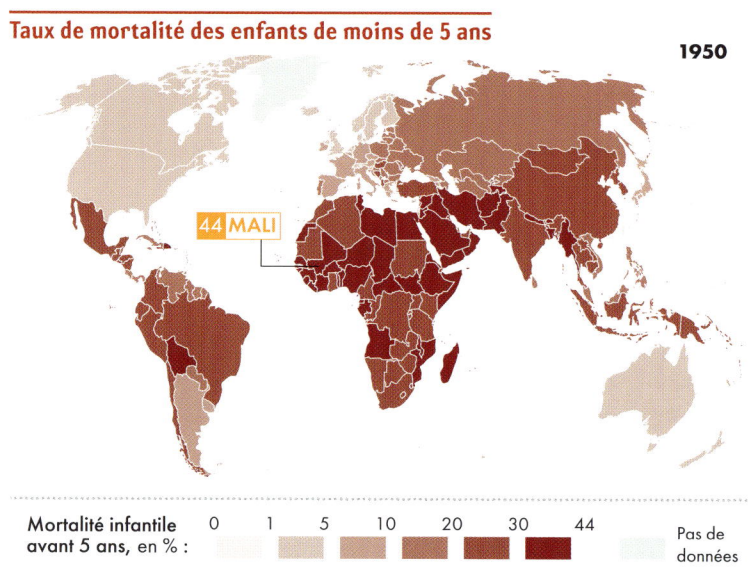

1950

Mortalité infantile avant 5 ans, en % : 0 1 5 10 20 30 44   Pas de données

2015

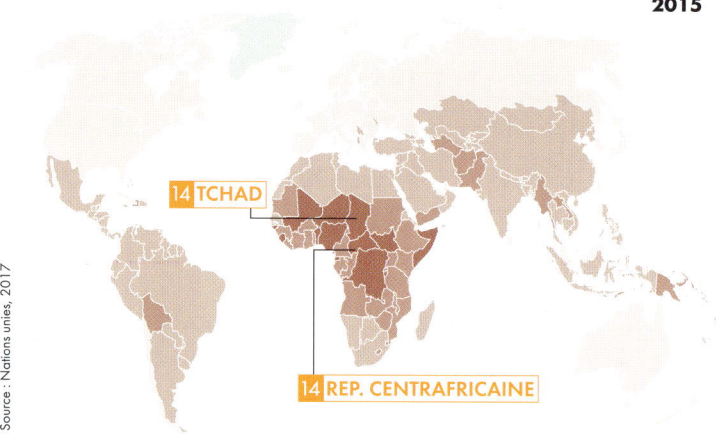

Source : Nations unies, 2017

• la baisse la plus tardive et la plus rapide dans les pays à taux forts, particulièrement ceux d'Afrique du Nord et d'Afrique subsaharienne.

Cette évolution confirme qu'il n'y a aucun déterminisme du milieu, et qu'en agissant sur les déterminants, déjà évoqués, de la mortalité des enfants, on obtient des résultats rapidement. La cause première de ces inégalités est la pauvreté : les bébés nés d'une mère sans instruction ont deux fois plus de risque de mourir pendant la période néonatale que ceux nés d'une mère alphabétisée, ce au sein de mêmes pays !

Quels investissements dans le champ de la santé ?

Il résulte à la fois de cette évolution un regroupement général des taux, mais des inégalités relatives aggravées, particulièrement entre l'Afrique subsaharienne et l'Europe : de 1 à 3,5 en 1950, de 1 à 16 entre en 2015 ! La carte illustre parfaitement la priorité qui doit être donnée à l'Afrique subsaharienne dans la lutte contre la mortalité infantile. La situation d'instabilité politique que connaissent certains pays d'Afrique sahélo-soudanienne, de même que d'autres au Proche et Moyen-Orient rend plus vulnérables les enfants et leurs mères.

Plus globalement, si la mortalité des enfants de moins de 5 ans a diminué de façon considérable, de nouveaux progrès importants pourraient être réalisés à faible coût.

La plupart des problèmes de santé rencontrés par ces enfants ne constituent pas à proprement parler des problèmes médicaux, des solutions simples, efficaces et peu coûteuses étant bien connues. Il s'agit d'encourager simultanément :

• l'allaitement maternel (souvent contre les marchands de lait maternisé) qui revêt un intérêt tout particulier dans les pays où l'eau n'est pas toujours potable, et où les risques infectieux sont forts ;

• la couverture vaccinale qui a connu ces dernières années une stagnation, voire une diminution dans certains pays, en raison de désordres politiques, de politiques ultralibérales, nuisant à l'accès à ces soins préventifs, et aussi sous l'influence de rumeurs, venues notamment de mouvements religieux obscurantistes, ou d'idéologies libertariennes.

Des partenariats publics-privés, comme l'Alliance GAVI engageant plusieurs milliards de dollars ont favorisé l'approvisionnement en vaccins efficaces à moindre coût, et le renforcement de la sécurité des injections. Une étude conduite par l'université J. Hopkins a pu montrer que pour chaque dollar investi dans la vaccination dans les pays les plus pauvres, 16 seraient économisés sur les coûts de soins et les pertes de productivité dus aux maladies ou au décès anticipés.

Taux de mortalité des enfants de moins de 15 ans en 2018

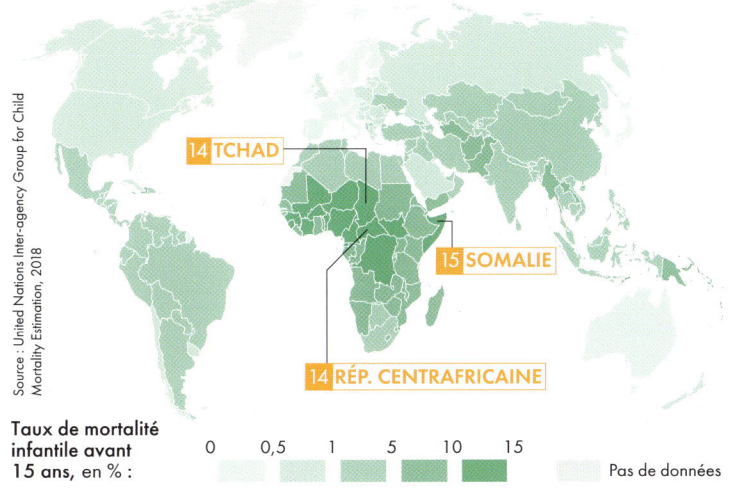

Source : United Nations Inter-agency Group for Child Mortality Estimation, 2018

Taux de mortalité infantile avant 15 ans, en % : 0   0,5   1   5   10   15   Pas de données

Évolution des taux de mortalité infantile 1950-2015

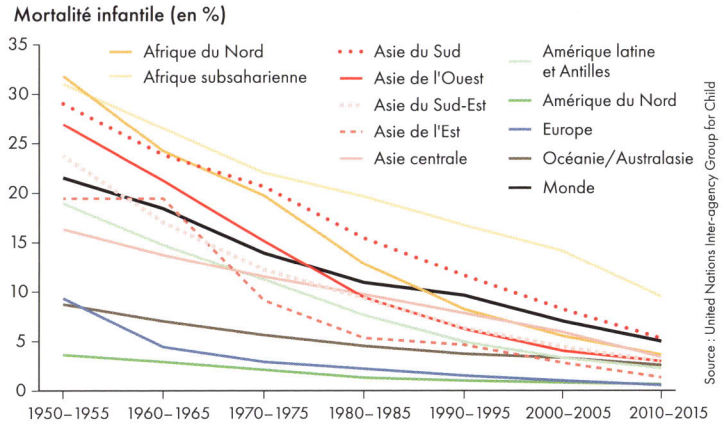

Source : United Nations Inter-agency Group for Child

Taux de mortalité infantile en 2017

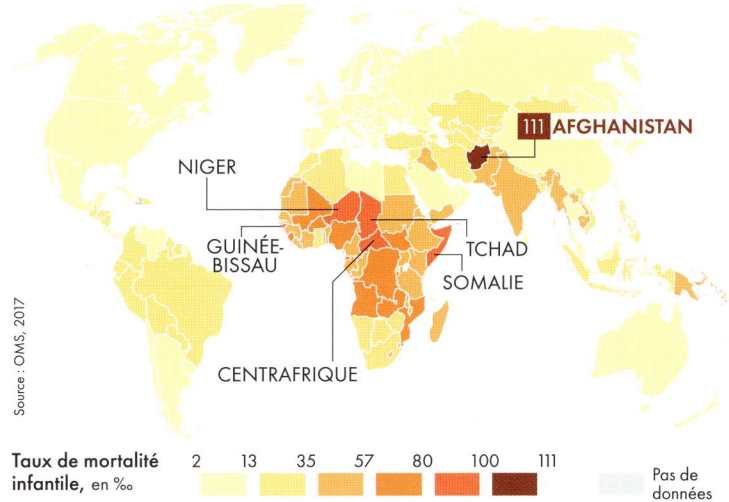

Source : OMS, 2017

Taux de mortalité infantile, en ‰ : 2   13   35   57   80   100   111   Pas de données

La santé maternelle, un enjeu planétaire majeur

La santé maternelle recouvre tous les aspects de la santé des femmes, de la grossesse à l'accouchement, puis de l'accouchement au retour des règles. Les taux de fécondité et de mortalité maternelle révèlent de graves inégalités.

Un objectif majeur du millénaire pour le développement

Le taux de fécondité s'explique notamment par les méthodes de contrôle des naissances, et le taux de mortalité maternelle est fonction des hémorragies, des infections, de l'hypertension artérielle, des avortements pratiqués dans de mauvaises conditions de sécurité, des complications survenant lors de l'accouchement. Les plus forts taux de fécondité sont observés en Afrique subsaharienne, dans le sous-continent indien et, dans une moindre mesure, en Amérique andine, en Afrique australe, au Proche et Moyen-Orient. Cette carte, exact opposé de celle de l'indice de développement humain (IDH), est globalement celle de la pauvreté dans le monde.

L'amélioration de la santé maternelle est donc une des cibles des objectifs du développement durable. Elle recouvre en effet de multiples enjeux, et des points de vue radicalement opposés s'affrontent entre :

• ceux qui considèrent que le contrôle de la fécondité dans le monde, notamment dans les pays pauvres, est une condition de la survie de l'humanité et de la réduction de la pauvreté, et ceux qui voient dans le développement une meilleure distribution des richesses, les vrais leviers de progrès soutenables qui entraîneraient inéluctablement une diminution de la fécondité ;

• ceux qui insistent sur le poids des facteurs religieux, dans la faiblesse du contrôle de la natalité, le retard de la contraception, le refus du droit à l'avortement, voire à ses remises en cause, et ceux qui mettent plus l'accent sur le degré de scolarisation des mères, et les discriminations dont sont victimes les femmes dans des sociétés patriarcales ;

• ceux qui préféreraient sortir du traditionnel couplage santé de la mère/santé de l'enfant, pour une approche plus globale de la santé sexuelle et reproductive, associant maîtrise de la fécondité (incluant contraception et droit à l'IVG), lutte contre les infections sexuellement transmissibles au premier rang desquelles le VIH-SIDA, et les violences à l'encontre des femmes, notamment les mutilations sexuelles et les viols.

Ces polémiques illustrent bien qu'en matière de santé maternelle les combats idéologiques sont présents.

Le taux mondial de fécondité a baissé de moitié en 60 ans, passant de 4,96 à 2,47 entre 1950-1955 et 2010-2015. Presque tous les pays ont vu leur fécondité diminuer, certains légèrement comme en Afrique, d'autres de façon brutale comme en Asie.

La baisse de la fécondité : pourquoi ?

Nombre de pays réputés marqués par des religions natalistes, catholique comme au Brésil, ou musulmane comme en Iran, ont enregistré de fortes diminutions des taux de fécondité. Le phénomène vaut aussi pour l'Europe, avec les très catholiques Pologne (- 63 %) ou Espagne (- 46 %). Il y a donc lieu de relativiser les facteurs proprement religieux, et d'insister sur l'éducation et la modernisation des rapports de genre.

Le lien inverse entre taux de fécondité et usage de contraception est plus fort, même s'il n'est pas aussi linéaire qu'on le pensait en Afrique. Le défi majeur reste celui de l'accès aux contraceptifs des jeunes filles, et à la contraception d'urgence ou à l'IVG pour éviter les grossesses non désirées.

Quelques exemples de fécondité dans le monde

Pays	Taux de fécondité		% Évolution taux de fécondité
	1950-1955	2010-2015	1950-1955/20010-2015
Rép. démocratique du Congo	5,98	6,4	7 %
Niger	7,3	7,4	1 %
Mali	6,95	6,35	-9 %
Nigeria	6,35	5,74	-10 %
Cameroun	5,49	4,95	-10 %
Turquie	6,69	2,12	-68 %
Liban	5,74	1,72	-70 %
Brésil	6,1	1,78	-71 %
Colombie	6,76	1,93	-71 %
Hong Kong	4,44	1,2	-73 %
Chine	6,02	1,6	-73 %
Émirats arabes unis	6,97	1,82	-74 %
Iran	6,91	1,75	- 75 %
Thaïlande	6,14	1,53	-75 %
Corée du Sud	5,65	1,23	-78 %
Singapour	6,61	1,23	-81 %
Taïwan	6,72	1,11	-83 %

Source : Nations unies

Les césariennes dans quelques pays du monde

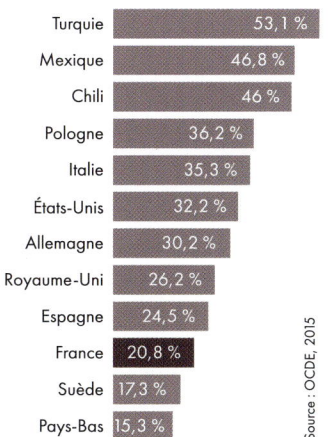

Pays	%
Turquie	53,1 %
Mexique	46,8 %
Chili	46 %
Pologne	36,2 %
Italie	35,3 %
États-Unis	32,2 %
Allemagne	30,2 %
Royaume-Uni	26,2 %
Espagne	24,5 %
France	20,8 %
Suède	17,3 %
Pays-Bas	15,3 %

Source : OCDE, 2015

Taux de fécondité et taux de scolarisation

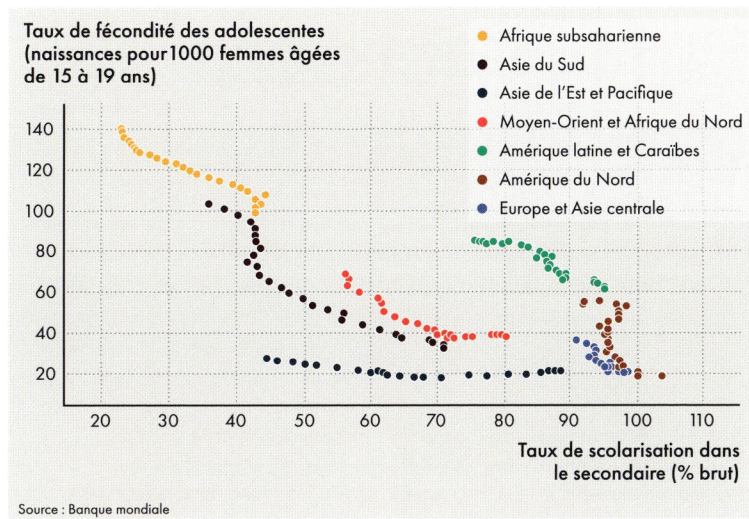

Taux de fécondité des adolescentes (naissances pour 1000 femmes âgées de 15 à 19 ans)

- Afrique subsaharienne
- Asie du Sud
- Asie de l'Est et Pacifique
- Moyen-Orient et Afrique du Nord
- Amérique latine et Caraïbes
- Amérique du Nord
- Europe et Asie centrale

Taux de scolarisation dans le secondaire (% brut)

Source : Banque mondiale

L'enjeu reste celui de la diminution de la mortalité maternelle. Selon les Nations unies, une femme africaine a, au cours de sa vie, 1 risque sur 39 de mourir du fait de sa grossesse ou de son accouchement, quand ce risque pour une femme d'un pays développé n'est que de 1 sur 4 700. La mortalité maternelle est inférieure à 10 pour 100 000 naissances vivantes en France quand elle est supérieure à 1 000 dans plusieurs pays d'Afrique, où elle est notablement sous-évaluée !

Cette diminution passe aussi par une amélioration des soins périnataux, avec une première consultation au cours des 12 premières semaines de grossesse, puis 7 autres jusqu'à l'accouchement. Ce suivi est favorable à la mère, comme au bébé, car il réduit la mortinatalité, et les décès dans les 28 premiers jours.

Les soins obstétricaux : entre progrès médicaux et logique mercantile

Les soins obstétricaux sont essentiels, tant au plan quantitatif que qualitatif. Certains progrès, comme les césariennes en cas de réel besoin, peuvent néanmoins être détournés à des fins mercantiles. Leur nombre a quasiment doublé dans le monde entre 2000 et 2015, correspondant à 12 % des naissances en 2000 et 21 % en 2015. En Turquie, plus d'un accouchement sur deux (53,1 %) se faisait par césarienne en 2015, pour 1 sur 5 en France, et moins de 1 sur 6 en Islande, Finlande, Suède ou Norvège.

Taux de contraception en 2019

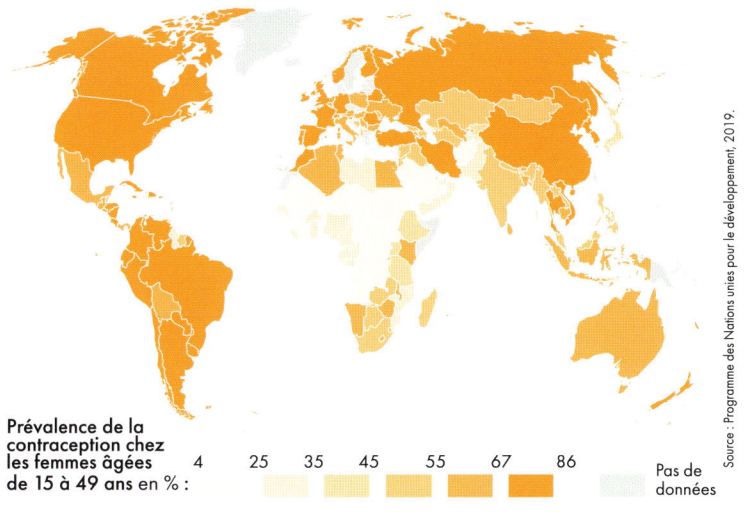

Prévalence de la contraception chez les femmes âgées de 15 à 49 ans en % : 4   25   35   45   55   67   86   Pas de données

Source : Programme des Nations unies pour le développement, 2019.

Taux de mortalité maternelle en 2017

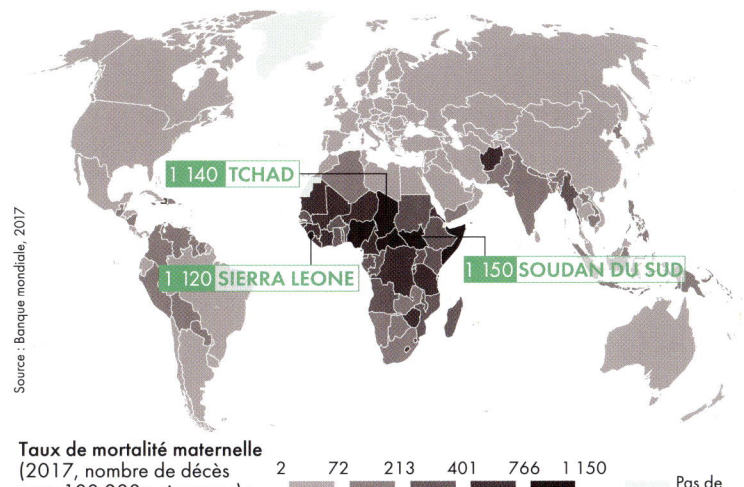

1 140 TCHAD

1 120 SIERRA LEONE

1 150 SOUDAN DU SUD

Source : Banque mondiale, 2017

Taux de mortalité maternelle (2017, nombre de décès pour 100 000 naissances) : 2   72   213   401   766   1 150   Pas de données

Faim et obésité : une planète qui va mal !

Les indicateurs d'état nutritionnel de populations sont parmi les plus révélateurs des inégalités dans le monde : il convient donc de s'interroger sur les capacités des sociétés à assurer leur sécurité alimentaire, en quantité et en qualité, et sur les conséquences de l'état nutritionnel sur l'état de santé d'une population.

Maigreur vs surcharge pondérale

Un état de malnutrition chronique ou de surpoids représente à la fois une synthèse de modes de vie passés, un risque présent qui peut être grave, une mesure prédictive de problèmes de santé à venir, voire un risque de décès prématuré.

Les indicateurs d'état nutritionnel dans le monde caractérisent une réalité globale effrayante : la coexistence de problèmes de malnutrition aiguë et chronique d'une part, de surpoids et d'obésité d'autre part, ce qu'il est convenu d'appeler la double charge de la malnutrition.

• La persistance de graves problèmes de maigreur : 2 milliards de personnes souffrent de carences en fer, vitamine A, ou iode ; presque ¼ des enfants de moins de 5 ans dans le monde présentent un retard de croissance, et 52 millions d'entre eux sont atteints de maigreur extrême. La FAO évalue à 815 millions le nombre de personnes qui ont faim, soit 38 millions de plus qu'en 2015. 704 millions de personnes vivent en insécurité alimentaire grave dans le monde, principalement en Asie (354 millions) et en Afrique (277 millions). Enfin, le nombre de femmes de 15 à 49 ans souffrant d'anémie a augmenté depuis 2012, pour atteindre une prévalence de 38 %. L'insécurité alimentaire est à nouveau en augmentation depuis 2016.

• Le surpoids et l'obésité mondialisés : en 2017, près de 2 milliards d'individus seraient en surpoids ou obèses (32 % des hommes, 40 % des femmes), et 41 millions d'enfants

L'insécurité alimentaire

Nombre de personnes (en millions), 2018

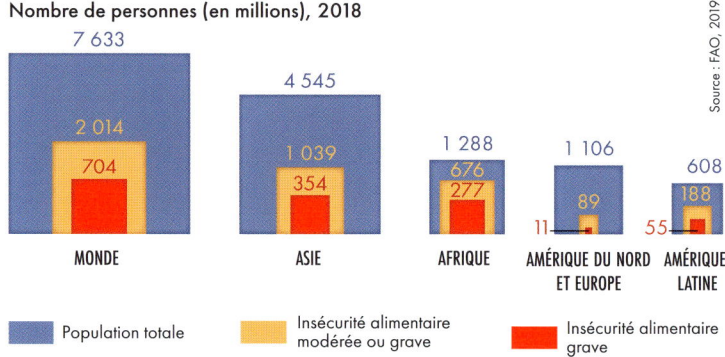

Source : FAO, 2019

Légende :
- Population totale
- Insécurité alimentaire modérée ou grave
- Insécurité alimentaire grave

de moins de 5 ans sont touchés par ce problème, même en Afrique où l'on compte près de 10 millions d'enfants en surcharge pondérale. La prévalence de l'obésité a donc triplé au niveau mondial entre 1975 et 2016, et a été multipliée par 4,5 pour les enfants et adolescents entre 1975 et 2016 !

Une étude de la FAO en 2017 portant sur la situation de 140 pays, a montré que tous sont confrontés au retard de croissance chez l'enfant, ou à l'anémie chez la femme en âge de procréer, ou au surpoids chez l'adulte, et que 123 d'entre eux sont touchés par deux ou trois de ces troubles !

Le double visage de la malnutrition : maigreur et surpoids

Les cartes d'état nutritionnel précisent ce propos général :

• celle de la faim dans le monde oppose grossièrement des pays du Nord à ceux du Sud, l'Afrique apparaît comme un patchwork où la

situation politique et sociale prime sur la position géographique. Et si les prévalences de malnutrition diminuent globalement dans le monde (14,8 % en 2000 vs 10,7 % en 2015), la croissance démographique fait que les effectifs restent élevés.

• celle des prévalences d'obésité dans le monde n'est pas pour autant l'exact inverse de celle de la malnutrition : si l'Amérique du Nord et l'Australie sont gravement touchées, on note que les pays du Maghreb et Machrek présentent de fortes prévalences, tandis que malgré des niveaux développement très inégaux, l'Europe, l'Afrique et l'Asie du Sud restent encore un peu épargnées.

Les états nutritionnels pathologiques sont associés à de nombreuses questions de santé publique connues, comme le diabète, les maladies cardiovasculaires, ou le cancer, et aussi à des problèmes trop négligés de santé orale. Selon l'OMS, la moitié de la population mondiale (3,58 milliards) souffrait d'affections buccodentaires

Le surpoids et l'obésité dans le monde en 2015

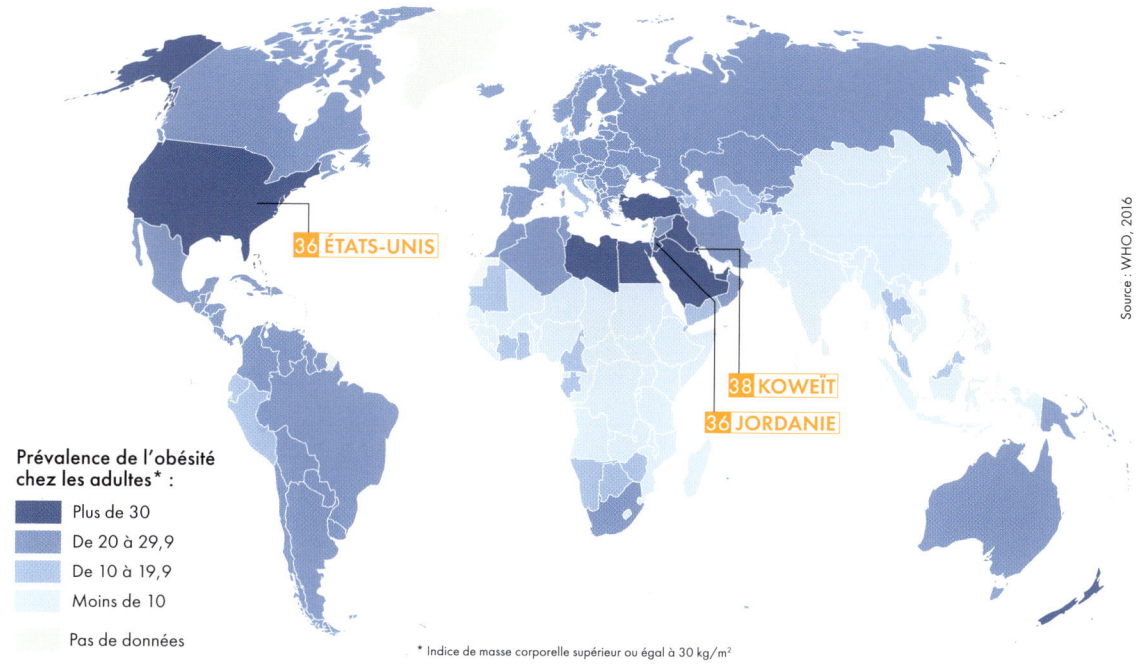

Source : WHO, 2016

36 ÉTATS-UNIS

38 KOWEÏT

36 JORDANIE

Prévalence de l'obésité chez les adultes* :

- Plus de 30
- De 20 à 29,9
- De 10 à 19,9
- Moins de 10
- Pas de données

* Indice de masse corporelle supérieur ou égal à 30 kg/m²

La malnutrition dans le monde en 2015

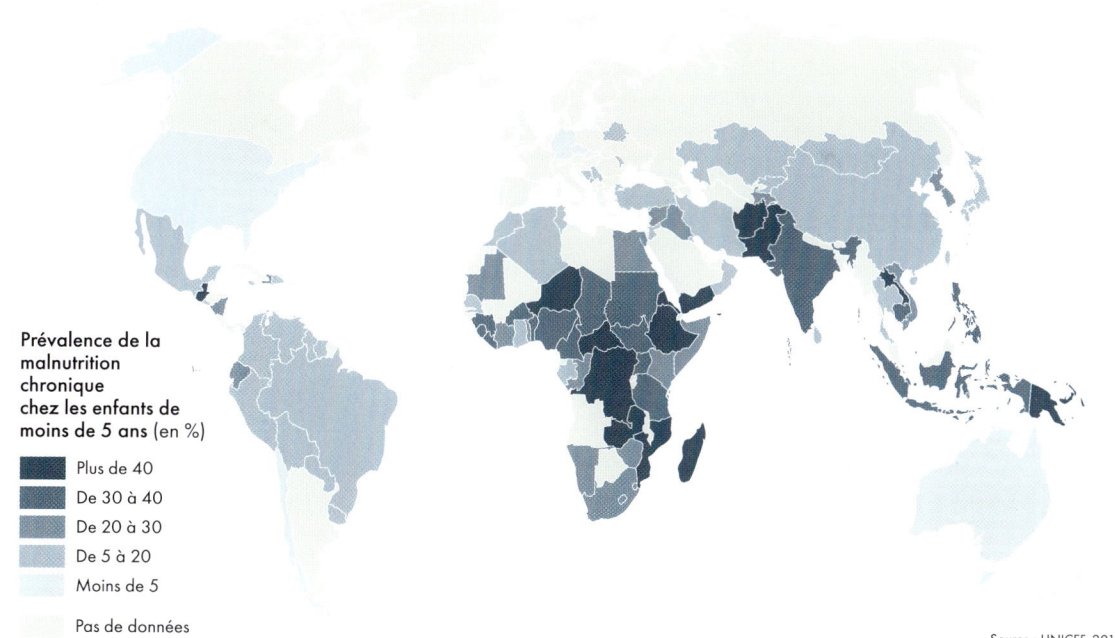

Prévalence de la malnutrition chronique chez les enfants de moins de 5 ans (en %)

- Plus de 40
- De 30 à 40
- De 20 à 30
- De 5 à 20
- Moins de 5
- Pas de données

Source : UNICEF, 2016

en 2016, principalement des caries de dents définitives, et les affections des gencives pouvant entraîner la chute de dents seraient une des affections les plus répandues dans le monde. Ces problèmes sont dus à des consommations excessives de sucres et d'alcool et au tabagisme, doublés d'une hygiène dentaire déficiente et d'une exposition insuffisante au fluorure. Ils peuvent être aussi une source de stigmatisation sociale et de perte d'estime de soi, d'autant que le coût élevé des soins constitue un frein aux soins préventifs et curatifs. La santé orale est une question liée aux inégalités sociales, trop négligée.

Le recul des maladies infectieuses

Les maladies infectieuses sont dues à des microorganismes pathogènes (virus, bactéries, champignons, prions ou parasites) qui se transmettent par contact direct (grippe) ou indirect (paludisme). Leur poids dans la charge de morbidité et de mortalité mondiale a globalement diminué depuis les années 1990, mais de façon inégale selon les pays. Les régions les plus défavorisées du monde restent très affectées par ces pathologies qui les maintiennent dans la pauvreté en pesant lourdement sur leur économie.

Des progrès inégaux

Au XIVᵉ siècle, l'Europe fut dévastée par la peste noire qui causa 25 millions de morts, soit un quart de la population totale. À la même époque, les populations amérindiennes étaient décimées par la variole. Entre 1918 et 1919, 500 millions de personnes contractèrent la grippe espagnole et 50 millions en moururent. L'amélioration des conditions de vie et les progrès de la médecine ont contribué à réduire la part de ces maladies dans le fardeau de morbidité et de mortalité.

Les maladies transmissibles, maternelles, néonatales et nutritionnelles représentaient ainsi près de 50 % de la charge de morbidité en 1990 contre moins de 30 % en 2017. Cependant, si elles comptent peu désormais dans la charge de morbidité des pays à revenus élevés (moins de 5 %), elles représentent encore plus de 60 % de la charge de morbidité dans de nombreux pays à faible revenu.

Et ces progrès sont en outre inégaux selon les maladies. Ainsi, si la mortalité a globalement et régulièrement régressé entre 1990 et 2017, les progrès ont été plus significatifs avec les maladies diarrhéiques par exemple qu'avec la tuberculose et le VIH-SIDA.

La trop lente diminution du poids du VIH/SIDA

Malgré l'ampleur d'une épidémie qui sévit depuis plus de 30 ans, certains chiffres soulignent des progrès importants : 24,5 millions de personnes ont désormais accès aux traitements et les décès liés au SIDA ont diminué de moitié (1,7 million en 2004 *vs* 770 000 en 2018). Cependant, en Afrique de l'Ouest par exemple, seule une personne vivant avec le VIH sur trois reçoit un traitement. De même, alors que le nombre des nouvelles infections a reculé de 16 % dans le monde depuis 2010, il a augmenté de 60 % en Europe de l'Est et en Asie centrale, où seules 28 % des personnes vivant avec le VIH ont accès aux traitements.

Ces difficultés d'accès aux antirétroviraux sont à l'origine d'échecs thérapeutiques de plus en plus nombreux, particulièrement en Afrique et notamment chez les enfants. L'une des principales causes de ces échecs est le défaut d'observance du fait des coûts des traitements, de leurs effets secondaires et toujours de la crainte de la stigmatisation sociale.

Il ne faut pas non plus oublier de noter que l'arrivée des antirétroviraux a conduit les populations les plus jeunes à se sentir moins concernées, d'autant plus qu'elles sont mal informées. Les campagnes de prévention sont moins visibles, l'école a parfois du mal à organiser les séances d'information qu'une circulaire leur impose pourtant. Parler de sexualité aujourd'hui semble plus difficile qu'il y a 20 ans. Or, il est essentiel de poursuivre la mobilisation.

Le défi de la tuberculose

La tuberculose était l'une des 10 principales causes de décès dans le monde en 2018 avec 4 500 décès par jour. Elle est également le principal responsable des décès chez les personnes vivant avec le VIH, et une cause majeure de décès liés à la résistance aux antimicrobiens. La partie sud de l'Afrique reste la partie du monde la plus atteinte par cette double épidémie.

L'un des Objectifs de développement durable fixés par l'OMS vise la

Causes des années de vies perdues, 1990-2015

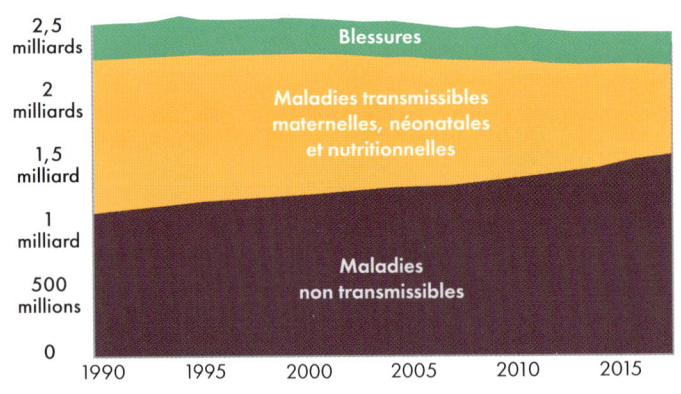

Source : IHME, Global Burden of Disease

fin de l'épidémie de tuberculose en 2030. Or, même si des progrès ont été accomplis, notamment par l'Inde, où l'on retrouve plus de 25 % des cas mondiaux, la multiplication des cas de tuberculose résistante aux traitements menace en effet cet objectif. En 2018, 484 000 personnes ont développé une tuberculose résistante à la rifampicine, le médicament de première ligne le plus efficace en principe. En 2019, la Journée mondiale de lutte contre la tuberculose avait pour thème « Il est temps ». Et l'OMS a annoncé de nouvelles dispositions pour que les engagements pris en 2018 puissent être tenus.

Les fondements du maintien des maladies infectieuses

Il reste donc encore beaucoup de chemin à parcourir pour réduire le poids de ces maladies. De multiples facteurs interviennent dans cette course contre les agents pathogènes, au rang desquels l'homme occupe une place essentielle. Le réchauffement de la planète est en effet à l'origine de modifications dans la multiplication des pathogènes, leur implantation ou leur disparition, par action directe ou indirecte sur les réservoirs animaux et les vecteurs de la transmission. Dengue, choléra ou méningites peuvent ainsi se retrouver là où on ne les attendait pas.

Le relâchement de la vigilance à l'égard de certaines maladies que l'on pense contrôlées, la circulation de fausses informations sur les vaccins auxquels s'ajoute la fragilisation des systèmes de santé, notamment dans les zones de conflits, peuvent être à l'origine de recrudescences comme dans le cas de la rougeole. Au cours du premier semestre 2019, plus de 300 000 cas ont été enregistrés par l'Organisation mondiale de la santé, contre 130 000 en 2018 à la même période.

Depuis l'apparition du virus Ebola en 1976, on sait aussi que de nouvelles maladies peuvent apparaître. Près de 75 % de ces nouvelles maladies dites émergentes sont partagés par l'homme avec des espèces animales sauvages, comme les oiseaux pour le virus de la fièvre du Nil occidental ou

les rongeurs pour la maladie de Lyme. Or dans le contexte de perte de biodiversité qui est le nôtre, le risque de voir émerger de nouvelles maladies par appauvrissement des hôtes potentiels autres que l'homme est pointé du doigt par les spécialistes.

L'annonce imprudente de la fin des maladies infectieuses, basée sur des modèles statistiques mécaniques n'a pas tenu compte du fait que ces maladies sont en continuelle adaptation à leur nouvel environnement naturel et social. Cette crainte n'est pas

nouvelle : Charles Nicolle, qui s'interrogeait en 1939 sur l'histoire des maladies infectieuses, affirmait « Il y aura donc des maladies nouvelles. C'est un fait fatal ». On sait en outre maintenant que le facteur de gravité de ces maladies est fréquemment fonction de maladies chroniques.

La tuberculose dans le monde en 2017

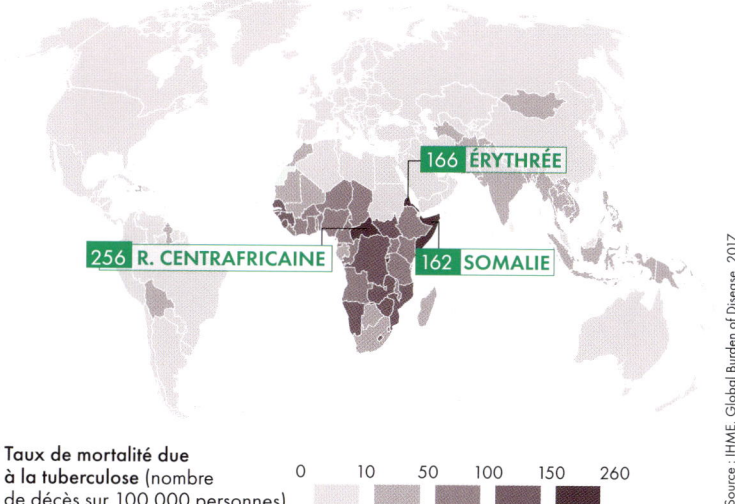

Taux de mortalité due à la tuberculose (nombre de décès sur 100 000 personnes)

0   10   50   100   150   260

Source : IHME, Global Burden of Disease, 2017

Le VIH-Sida dans le monde en 2017

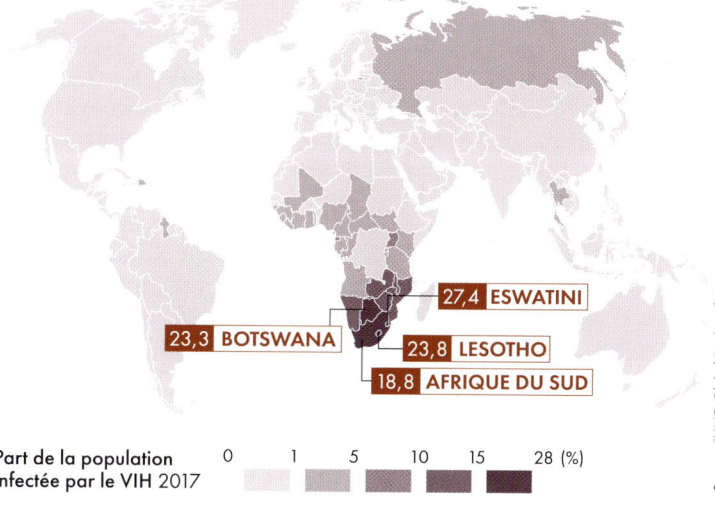

Part de la population infectée par le VIH 2017

0   1   5   10   15   28 (%)

Source : IHME, Global Burden of Disease

Maladies vectorielles : une préoccupation devenue mondiale

Chaque année, on compte dans le monde plus d'un milliard de cas et plus d'un million de décès imputables à des maladies à transmission vectorielle. Elles représentent 17 % du fardeau de maladies transmissibles et 22,8 % des maladies infectieuses émergentes. Il n'existe pas toujours de traitements et encore moins souvent de vaccins pour s'en protéger. Ces maladies sont dues à des agents pathogènes, parasites, bactéries ou virus, transmis par l'intermédiaire d'un vecteur, un arthropode hématophage (moustique, mouche, puce, punaise, tique).

L e changement climatique, l'urbanisation, la déforestation, la perte de la biodiversité ou encore la multiplication des échanges de biens et de personnes, mais aussi les comportements humains, notamment à travers la perception de ces maladies sont à l'origine de leur maintien, de leur recrudescence ou encore de leur émergence.

L'Afrique et le paludisme : une histoire qui n'en finit pas

En 2018, on estime à 228 millions le nombre de cas de paludisme et à 405 000 le nombre des décès. L'Afrique continue de représenter environ 93 % des cas et 94 % des décès dus au paludisme (2015-2017). Dans les 10 pays africains les plus durement touchés par le paludisme, Burkina Faso, Cameroun, Ghana, Mali, Mozambique, Niger, Nigeria,

Ouganda, République démocratique du Congo et République unie de Tanzanie, on estimait à 3,5 millions le nombre de cas supplémentaires de paludisme en 2017 par rapport à l'année précédente. Aucun progrès significatif n'a été réalisé dans la réduction des cas de paludisme au cours de la période 2015-2017.

L'Organisation mondiale de la santé estime pourtant que plus de 6,8 millions de décès liés au paludisme ont

Le paludisme dans le monde en 2015

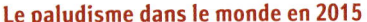

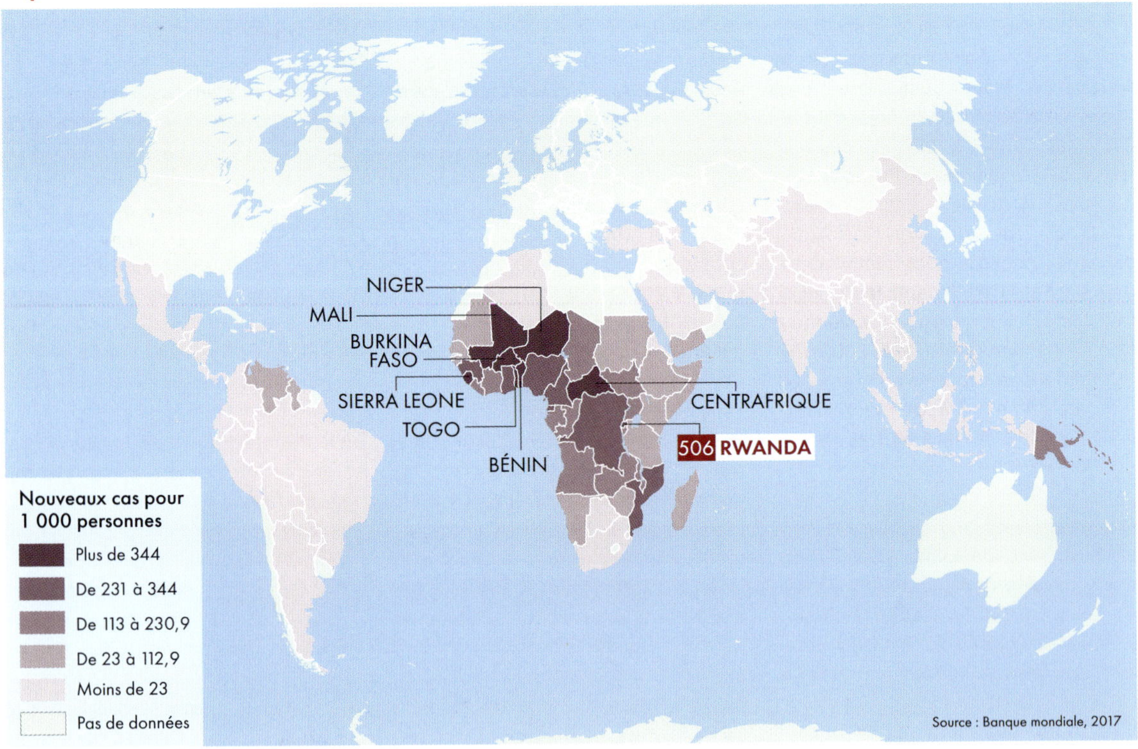

Nouveaux cas pour 1 000 personnes

- Plus de 344
- De 231 à 344
- De 113 à 230,9
- De 23 à 112,9
- Moins de 23
- Pas de données

NIGER
MALI
BURKINA FASO
SIERRA LEONE
TOGO
BÉNIN
CENTRAFRIQUE
506 RWANDA

Source : Banque mondiale, 2017

été évités dans le monde entre 2001 et 2015. Ces progrès ont été réalisés grâce aux moustiquaires imprégnées d'insecticide à longue durée d'action, à l'utilisation de tests de diagnostic rapide qui permettent de traiter plus rapidement les cas avec les combinaisons à base d'artémisinine.

Cependant, l'accès aux outils de contrôle et de prévention reste insuffisant. L'OMS estime que la moitié de la population à risque dispose d'une moustiquaire, soit une augmentation de près de 230 % par rapport à 2010. Cependant le taux de couverture stagne depuis 2016. Par ailleurs, la propagation des résistances aux traitements contre le *Plasmodium* et aux insecticides contre les vecteurs compromet l'atteinte des Objectifs du développement durable qui fixaient la fin de l'épidémie de VIH-SIDA, tuberculose et paludisme d'ici 2030. Ce constat appelle évidemment à un renforcement des efforts, mais aussi à innover dans les stratégies de contrôle et de surveillance.

Les pays du Nord ne sont pas épargnés

La morbidité et la mortalité attribuables aux maladies vectorielles y étaient faibles jusqu'à il y a peu. Les grandes épidémies de peste datent de trois siècles et pour reprendre l'exemple du paludisme, son éradication a été réalisée au début du XXe siècle en Europe. Les maladies vectorielles, comme la fièvre du Nil occidental ou encore la maladie de Lyme, occasionnent relativement peu de cas. Cependant, les épidémies de chikungunya observées à La Réunion dans les années 2000, les cas de dengue importés en Europe et plus récemment l'épidémie de Zika ont réveillé l'Occident en frappant à ses portes.

La maladie de Lyme

La borréliose de Lyme, communément appelée maladie de Lyme, est causée par des bactéries spirochètes (*Borrelia burgdorferi*). Elle se transmet aux oiseaux, aux mammifères sauvages ou domestiques et à l'être humain par des morsures de tiques

Exemples de vecteurs avec leurs agents pathogènes

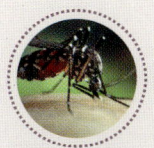

AEDES ALBOPICTUS

Le moustique tigre est le vecteur de virus comme celui de la dengue ou du chikungunya.

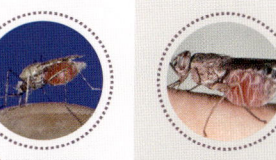

ANOPHELES GAMBIAE

Il est le vecteur du parasite responsable du paludisme en Afrique, *Plasmodium falciparum*.

GLOSSINA PALPALIS

Encore appelée mouche tsé-tsé, elle transmet les trypanosomes à l'origine de la maladie du sommeil chez l'homme.

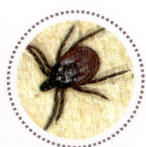

IXODIDES RICINUS

Véhicule l'agent pathogène responsable de la maladie de Lyme en France, *Borrelia burgdorferi*.

Source : Florence Fournet, 2019

dures du genre *Ixodes*. C'est la plus fréquente des maladies à transmission vectorielle en Amérique du Nord et dans les pays tempérés d'Europe et d'Asie. En août 2017, le Centre européen de prévention et de contrôle des maladies (ECDC) l'a classée parmi les 30 maladies les plus menaçantes pour la santé publique. Une augmentation de son incidence a été observée au cours des dix dernières années dans certains pays européens et le changement climatique pourrait jouer un rôle important sur la dynamique de cette maladie dans les années à venir. La surveillance de la maladie de Lyme pour l'année 2018, réalisée par Santé publique France et le réseau Sentinelles, a montré une augmentation significative du nombre de nouveaux cas diagnostiqués en médecine générale en France entre 2017 (69 cas pour 100 000 habitants) et 2018 (104 cas pour 100 000). La maladie de Lyme fait l'objet de nombreux débats et l'ANSES a été saisie par la Direction générale de la santé (DGS) pour réaliser un état des lieux.

Une meilleure connaissance de l'écologie de son vecteur, et l'amélioration de son diagnostic sont nécessaires pour comprendre l'hétérogénéité de sa distribution. Une meilleure information des professionnels de la santé et de la population, en particulier pour promouvoir la prévention, est indispensable, par exemple par le port de vêtements couvrants et l'utilisation de produits répulsifs lors de promenades ou de travaux en forêt.

Des innovations attendues pour lutter contre les insectes vecteurs

La lutte contre les maladies vectorielles a été rapidement confrontée à l'apparition des résistances aux insecticides. Le premier cas de résistance au DDT, insecticide produit en 1946 pour lutter contre les moustiques et le paludisme, a été rapporté en Grèce dès 1953.

Depuis, les phénomènes de résistance ont progressé partout et à l'encontre de la plupart des produits, quelle que soit leur formulation chimique, en lien avec leur utilisation exponentielle dans l'agriculture. Ces résistances mettent évidemment en péril le succès des interventions contre les maladies vectorielles. Des stratégies de rotation, combinaisons, alternance ont été proposées, mais d'autres solutions sont à l'étude ou commencent même à être appliquées. Parmi ces innovations, la technique de l'insecte stérile (TIS) développée depuis les années 1960 semble aujourd'hui présenter une alternative prometteuse pour lutter plus efficacement contre les maladies infectieuses transmises par les moustiques. Elle consiste à introduire massivement des moustiques mâles « stériles » au sein des populations de moustiques dites « sauvages », afin de réduire considérablement le nombre d'adultes dans les générations suivantes. L'île de La Réunion expérimente actuellement cette technique.

La peste : une zoonose toujours présente

Selon l'Organisation mondiale de la santé animale (OIE), 60 % des 1 400 agents pathogènes humains sont d'origine animale, et 75 % des maladies animales émergentes sont des zoonoses. Certaines zoonoses sont anodines, mais d'autres constituent un danger majeur.

Les maladies zoonotiques se caractérisent par un système pathogène complexe faisant intervenir l'homme et l'animal dans leur environnement commun. Leur émergence ou réémergence, diffusion et endémisation sont influencées par des comportements humains (chasse, mouvements migratoires, etc.), des facteurs socio-économiques (mauvaises conditions de logement, hygiène, pauvreté, etc.), les changements climatiques (pluie, humidité,

températures, etc.), les politiques sanitaires (systèmes de surveillance inadaptés, gestion du territoire, etc.), comme l'illustrent les exemples de la peste, la rage et la leptospirose.

De l'Antiquité à la troisième pandémie

On aurait tort de croire que la peste est éradiquée : la 3e pandémie est en cours, née dans les années 1850 dans la région du Yunnan en Chine avant de s'étendre dans le monde,

principalement au gré des relations maritimes.

L'Asie a été historiquement le continent le plus touché. Mais la peste humaine sévit désormais majoritairement à Madagascar devant la République démocratique du Congo (RDC) (2 323 et 410 cas confirmés entre 2013 et 2018). Ces deux pays enregistrent 95 % des cas notifiés dans le monde. La peste se transmet de l'animal à l'homme à l'occasion d'un repas sanguin du vecteur. Sa distribution dépend

La troisième pandémie de peste : diffusion dans le monde

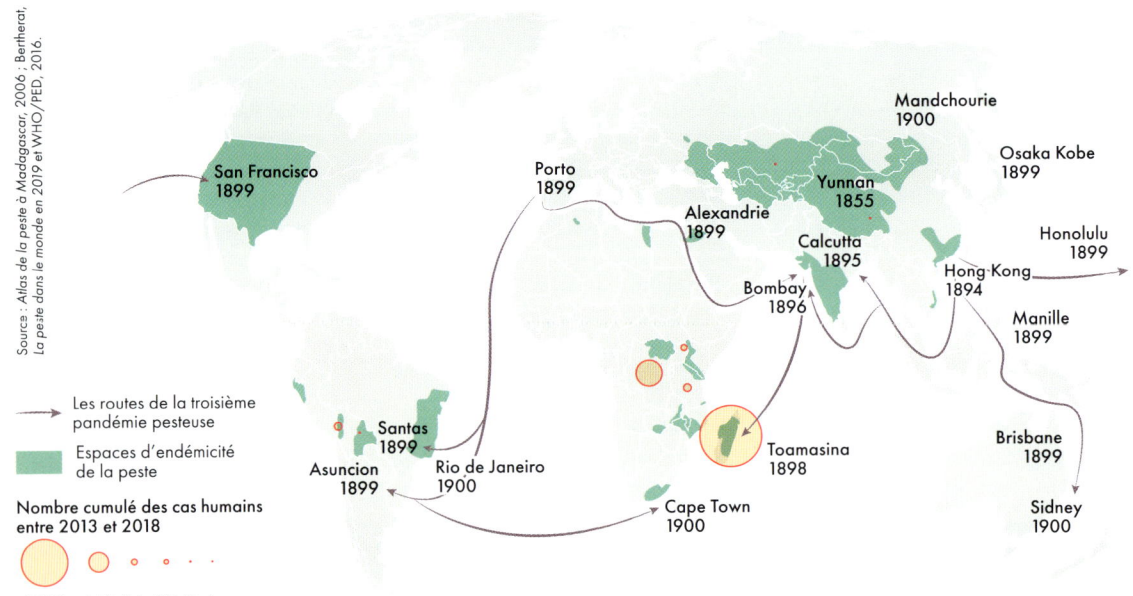

Source : Atlas de la peste à Madagascar, 2006 ; Bertherat, La peste dans le monde en 2019 et WHO/PED, 2016.

Mandchourie 1900

Osaka Kobe 1899

San Francisco 1899

Porto 1899

Alexandrie 1899

Yunnan 1855

Honolulu 1899

Calcutta 1895

Bombay 1896

Hong Kong 1894

Manille 1899

→ Les routes de la troisième pandémie pesteuse

Espaces d'endémicité de la peste

Santas 1899

Toamasina 1898

Brisbane 1899

Nombre cumulé des cas humains entre 2013 et 2018

Asuncion 1899

Rio de Janeiro 1900

Cape Town 1900

Sidney 1900

2323   410 36 22 3 1

donc de la présence simultanée d'un rongeur réservoir (environ 200 espèces sensibles de par le monde), du bacille *Yersinia pestis* et d'un vecteur (une puce pestigène, toutes ne l'étant pas). Deux formes coexistent, la peste bubonique, majoritaire, et la peste pulmonaire qui apparaît par contamination inter-humaine directe. La peste pulmonaire est une menace majeure de santé publique en raison de sa très forte contagiosité et d'un taux de létalité très élevé, mais cette forme dépasse rarement 10 % du total des cas.

À Madagascar, le réservoir de peste est le rat noir (*R. rattus*) tandis que les vecteurs sont les puces *Synopsyllus fonquerniei* et *Xenopsylla cheopis*. Depuis sa réémergence dans les années 1980, la forme bubonique y sévit au-dessus de 800 m d'altitude dans des espaces ruraux. Mais des cas sont régulièrement diagnostiqués dans des quartiers très défavorisés d'Antananarivo et, entre 1991 et 2000, dans la ville côtière de Mahajanga où le bacille persiste toujours dans des populations de micro-mammifères.

Mais en 2017, une épidémie inhabituelle de peste pulmonaire se développe à partir de la capitale et de la ville de Toamasina, contaminées initialement par un voyageur au départ de la petite ville d'Ankazobe pour Toamasina. 2 414 cas suspects seront comptabilisés entre le 1er août et le 26 novembre, dont 1 878 cas de peste pulmonaire (78 % du total).

Ce fait remarquable représente une menace majeure qui contraste avec la circulation habituelle de la peste bubonique à Madagascar. Les fortes densités de population, la promiscuité ainsi qu'une stigmatisation des malades ont favorisé à la fois la contagion en zone urbaine dense et des dysfonctionnements dans le recours aux soins.

Peste pulmonaire hautement contagieuse et létale, localisation très majoritairement urbaine, notamment dans deux villes respectivement portuaire et aéroportuaire, font de l'événement épidémique, au-delà de l'enjeu immédiat de santé publique pour la santé des habitants de la Grande Île, un avertissement préoccupant face aux risques de propagation à l'échelle sinon du globe, au moins de l'océan Indien.

La peste à Madagascar en 2017

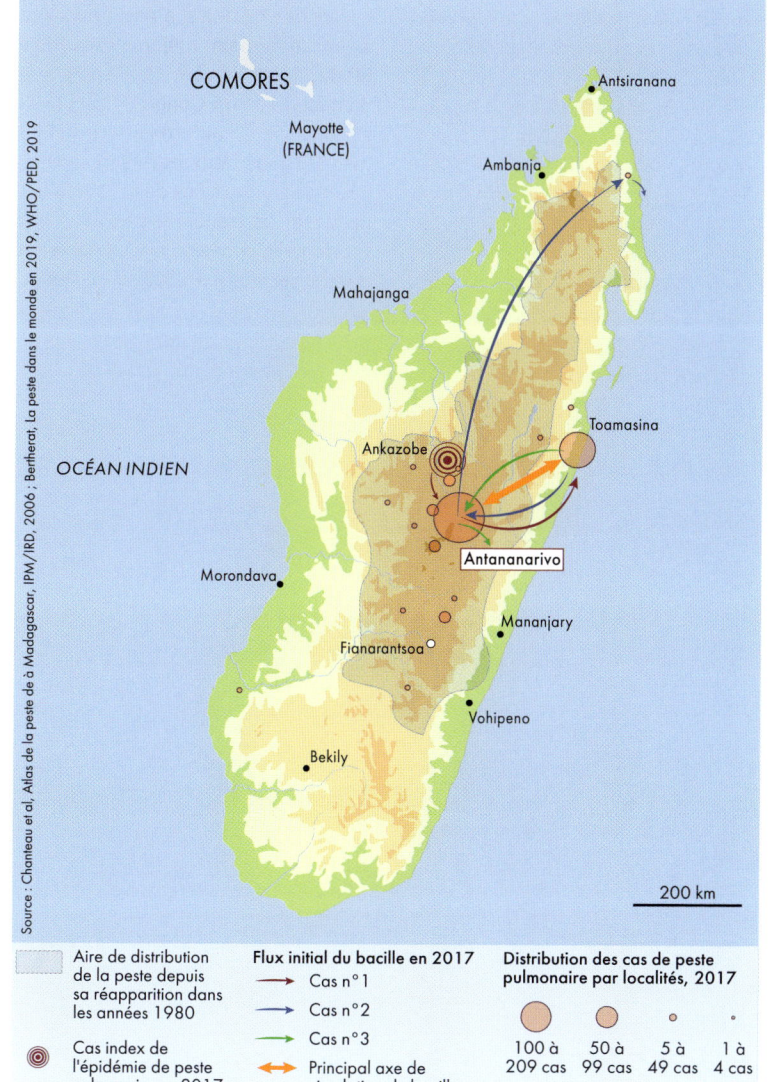

Source : Chanteau et al, Atlas de la peste de à Madagascar, IPM/IRD, 2006 ; Bertherat, La peste dans le monde en 2019, WHO/PED, 2019

Rage et leptospirose : d'autres zoonoses menaçantes

Notre contact quasi quotidien avec des chiens ou des rats peut se révéler à risque : la rage est une menace non maîtrisée, le poids de la leptospirose est mal évalué.

S'il est une autre maladie qui a inspiré des proverbes et des adages, c'est bien la rage. Cette zoonose d'origine virale trouve son réservoir chez les mammifères domestiques ou sauvages. Elle se transmet par des animaux enragés, principalement des carnivores, à d'autres animaux ou à l'être humain par la salive via les morsures, les griffures ou le léchage sur une blessure cutanée ou une muqueuse. La rage a une distribution quasi universelle, mais son poids réel est difficile à évaluer du fait d'une sous-notification notable.

La rage : le chien, parfois aussi les chauves-souris

Le contact étroit entre les animaux, surtout les chiens, et les hommes expose à la rage. Faute de prévention, les épisodes morbides des animaux comme des êtres humains sont nombreux. Le défaut de prise en charge entraîne presque toujours le décès après l'apparition des symptômes cliniques, une personne meurt ainsi de la rage toutes les dix minutes, 95 % en Afrique et en Asie, 40 % des victimes étant des enfants, 80 % des décès survenant en zone rurale.

Si les cas de rage sont essentiellement dus à des chiens en Asie et en Afrique, la plupart des cas de rage humaine sont dus à des chauves-souris en Amérique, avec une menace sur l'Australie et en Europe de l'Ouest. Le coût économique global de la rage transmise par les chiens est estimé à 8,6 milliards de dollars américains. On estime que 10 % des ressources financières mondiales mobilisées pour la prophylaxie post-exposition des personnes mordues par un chien potentiellement enragé suffiraient pour éradiquer la rage à sa source chez les animaux domestiques.

La rage dans le monde en 2017

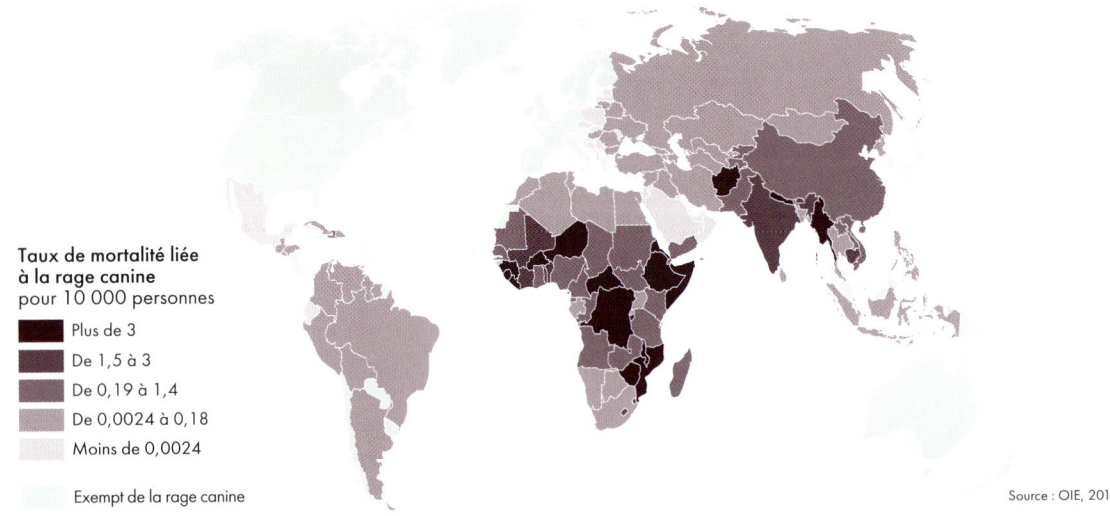

Taux de mortalité liée à la rage canine pour 10 000 personnes
- Plus de 3
- De 1,5 à 3
- De 0,19 à 1,4
- De 0,0024 à 0,18
- Moins de 0,0024
- Exempt de la rage canine

Source : OIE, 2017

La leptospirose

Connue comme la maladie des rats, la prévalence mondiale de la leptospirose est estimée à 1,6 million de cas par an à l'origine de 60 000 décès (BEH, 2017). La leptospirose est une maladie bactérienne due à des leptospires qui présentent une grande diversité. Elle touche les hommes et de nombreux animaux vivant dans des environnements humides de milieux tropicaux (Asie et Amérique latine), comme tempérés, notamment la France métropolitaine.

Ses symptômes sont variés et peu spécifiques allant d'un portage asymptomatique à des infections aiguës pouvant entraîner un décès rapide. Cette maladie, sous-estimée car son diagnostic reste difficile, affecte les populations les plus pauvres.

La leptospirose se soigne bien si un traitement antibiotique approprié est délivré à temps.

Les leptospires ont une grande capacité de survie dans l'environnement. En Asie du Sud-Est où la riziculture irriguée est la principale ressource, les leptospires trouvent un environnement propice à leur transmission durant la longue saison humide. La plupart des mammifères, préférentiellement les rongeurs, peuvent être infectés et retransmettre les leptospires dans leurs urines surtout lorsque les espèces sauvages ont disparu sous la pression humaine. Ainsi, la Thaïlande, qui a renforcé le diagnostic de la leptospirose depuis 2000, a depuis toujours montré que c'est une maladie majeure affectant les populations du nord-est, agricoles et plus pauvres. Fortement dépendante

de la présence d'eau au sol, la leptospirose est sensible aux changements climatiques et aux événements extrêmes, comme les fortes pluies et les inondations, favorisant ainsi les épidémies.

La leptospirose constitue également une préoccupation dans les départements français d'outre-mer, notamment à La Réunion où les pics sont décalés d'un mois après des épisodes pluvieux, selon une géographie très marquée, mais aussi en Haute-Saône. La situation de Madagascar, touchée par les trois maladies étudiées, illustre la nécessité de politiques coordonnées contre les zoonoses, associant services vétérinaires et de santé humaine, sciences de la santé et sciences sociales.

La leptospirose dans le monde en 2015

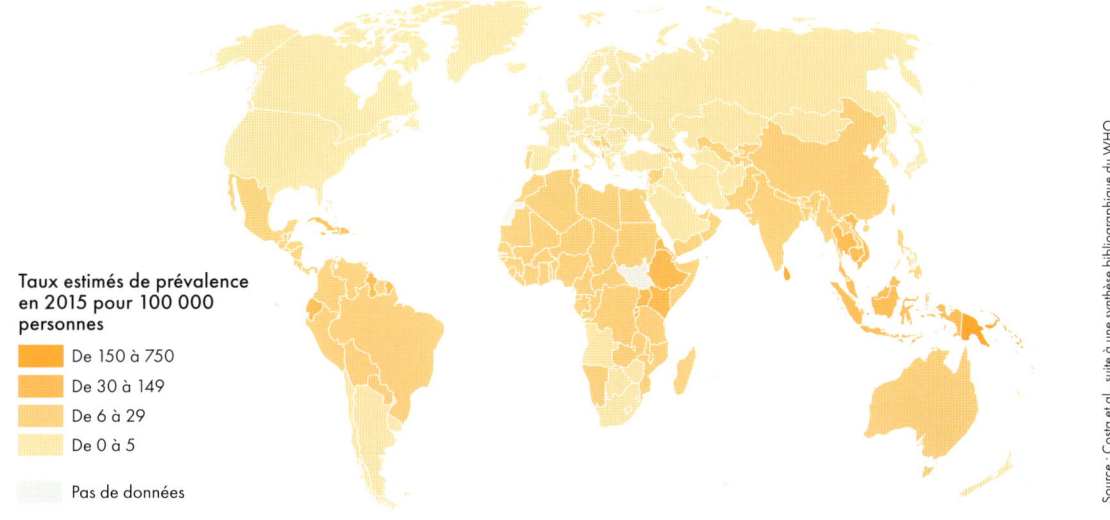

Taux estimés de prévalence en 2015 pour 100 000 personnes

- De 150 à 750
- De 30 à 149
- De 6 à 29
- De 0 à 5

Pas de données

Source : Costa et al., suite à une synthèse bibliographique du WHO Leptospirosis Burden Epidemiology Reference Group (LERG)

Les cancers,
un problème mondial

Le cancer – ou les cancers, tant ils sont variés et d'origines différentes – apparaît comme le mal des temps modernes, mais Hippocrate l'avait pourtant décrit, lui donnant le nom de « karkinôma » qui deviendra carcinome. Encore souvent synonyme de mort, cette maladie se guérit de mieux en mieux. Une évaluation mondiale est difficile car les capacités de diagnostic et d'enregistrement sont différentes selon les pays.

Seconde cause de mortalité dans le monde, avec 9,6 millions décès en 2018 (12,5 % des causes de décès pour l'homme, et 9 % pour les femmes), plus des deux tiers des cas mortels sont enregistrés dans les pays à revenu faible ou intermédiaire. Les cancers du poumon, colorectal et du sein (chez la femme) sont les plus fréquents (2 millions de nouveaux cas par an chacun), le premier étant responsable du plus grand nombre de décès. On évalue le nombre de nouveaux cancers pour l'année 2018 dans le monde à un peu plus de 18 millions, 20 % des hommes et 17 % des femmes développant un cancer dans leur vie, 15 % des cancers sont d'origine infectieuse, comme le cancer du col de l'utérus qui est une cause majeure de décès féminins dans les pays pauvres.

Aux facteurs de risque comportementaux connus (surpoids/obésité, régime alimentaire inadapté, tabagisme, consommation excessive d'alcool) s'ajoutent un environnement malsain (pollutions, radiations ionisantes, chlordécone, etc.), des facteurs de risques professionnels (pesticides, amiante, sciures de bois, produits de coiffure, etc.), un mauvais accès aux soins préventifs et curatifs. Les combinaisons spatiales de ces facteurs de risque expliquent la géographie des cancers, Pour autant, de nombreux pamphlets sur les supposées « épidémies de cancer » ne tiennent pas compte de plusieurs facteurs importants :

• les variations des capacités de diagnostics par les systèmes de soins, et d'enregistrement des décès par les systèmes d'information ;
• la « concurrence » de causes de

Les cancers dans le monde : la mortalité en 2018

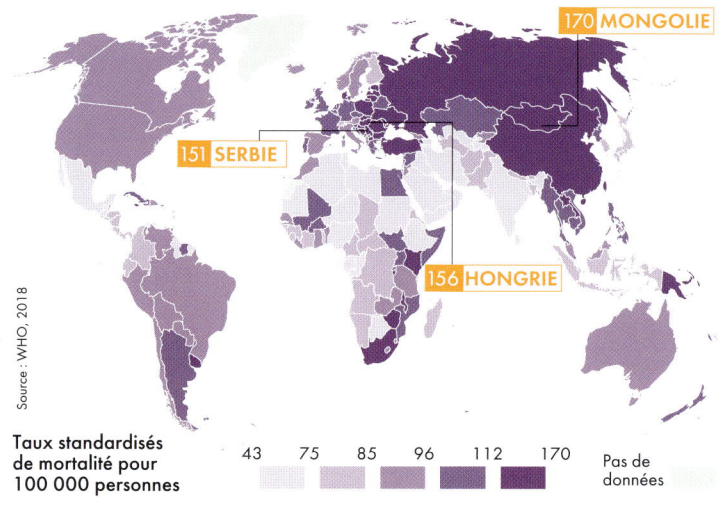

Source : WHO, 2018

Taux standardisés de mortalité pour 100 000 personnes

43   75   85   96   112   170   Pas de données

Les cancers dans le monde : l'incidence en 2018

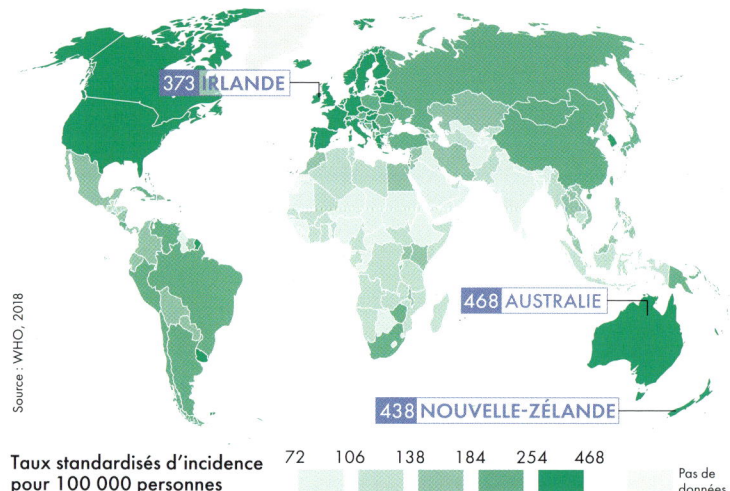

Source : WHO, 2018

Taux standardisés d'incidence pour 100 000 personnes

72   106   138   184   254   468   Pas de données

décès : toutes les personnes non décédées sur la route en France grâce aux mesures de sécurité prises sont autant de candidats… au cancer.

Inversement, les jeunes adultes morts d'une hypertension en Afrique faute de soins ne développeront pas de cancer ;
• le vieillissement de la population

Le cancer du poumon dans le monde en 2018

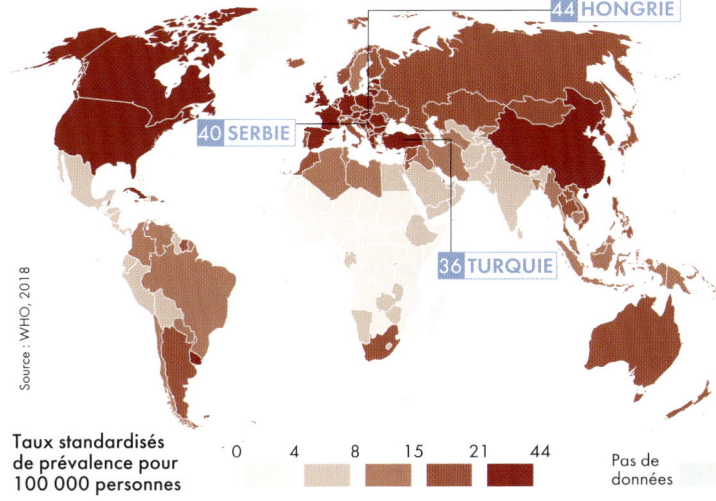

Source : WHO, 2018

Taux standardisés de prévalence pour 100 000 personnes

0   4   8   15   21   44   Pas de données

Le cancer du sein chez la femme dans le monde en 2018

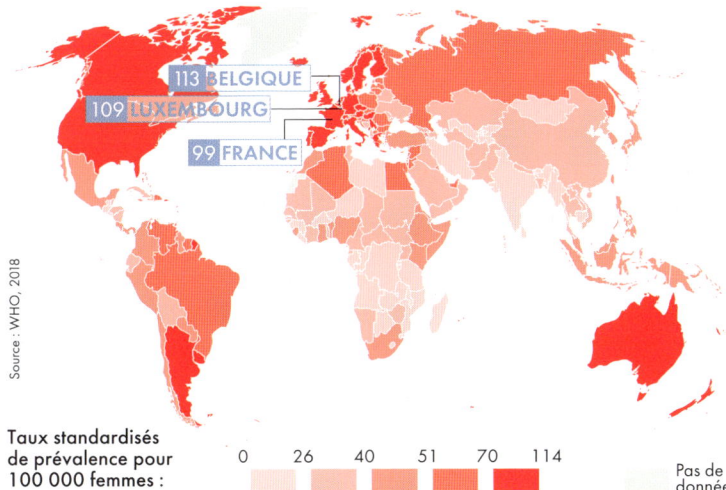

Source : WHO, 2018

Taux standardisés de prévalence pour 100 000 femmes :

0   26   40   51   70   114   Pas de données

prévalences. On distingue ainsi :
• des taux forts de l'Europe à la Chine ;
• des taux moyens dans la petite Europe ou en Amérique du Nord ;
• des taux faibles en Afrique noire, en Amérique centrale et sur le sous-continent indien.

Sein et poumon : deux exemples

L'exemple du cancer du sein chez la femme est d'autant plus intéressant que si on a identifié quelques facteurs génétiques, comportementaux, voire environnementaux, on est loin de les connaître tous.

La carte des prévalences standardisées de ce cancer marque des amplitudes exceptionnelles, supérieures à 10 ! Ce cancer affecte les femmes de pays riches, fortement urbanisés, touchant moins les pays les plus pauvres quelle que soit leur localisation.

La question de l'accès à des soins préventifs (dépistage, suivi des traitements, etc.), et curatifs est centrale. Des micro-géographies réalisées en région parisienne ont ainsi montré que l'accès aux mammographies n'était pas uniquement fonction de la proximité spatiale d'une offre, mais d'un service adapté aux conditions locales.

Un autre exemple est le cancer du poumon, dont le premier facteur, mais pas unique, est le tabac. Les taux de prévalences standardisés sur l'âge font apparaître des amplitudes de 1 à 4 :
• des taux élevés en Amérique du Nord et en Europe occidentale, aires où le tabagisme, notamment féminin, est ancien, et en Chine où cette addiction reste forte ;
• des taux légèrement moindres en Russie, Asie centrale, Maghreb, Proche et Moyen-Orient, Amérique latine ;
• des taux faibles en Afrique subsaharienne, où le tabagisme reste faible en dépit des efforts de l'industrie du tabac d'y développer leur commerce.

À ce stade, des analyses bien plus fines sont nécessaires, notamment sur les co-facteurs. Des travaux ont effet montré qu'à tabagisme égal, les conséquences étaient inégales, fonction du niveau social, de l'exposition à d'autres cancérigènes, de la qualité de prise en charge, de l'accès aux spécialistes médicaux et aux traitements.

concourt à l'augmentation de la part des décès par cancer dans la mortalité générale, mais les taux de mortalité standardisés sur l'âge diminuent !

De grandes inégalités

On constate des taux d'incidence apparents standardisés sur l'âge très inégaux d'un pays à l'autre, variant quasiment de 1 à 10 sans que ces différences épousent tout à fait une opposition entre pays les plus riches et les plus pauvres.

La carte des taux standardisés des prévalences des cancers marque de moindres amplitudes, de l'ordre de 1 à 6, signe d'une moindre survie. Elle

oppose trois sous-ensembles de pays :
• taux forts pour les plus riches : Amérique du Nord, Australie ou Europe de l'Ouest et du Nord ;
• taux moyens pour les pays à niveau économique intermédiaire : Amérique du Sud, Europe médiane et orientale, Chine, ou Maghreb et Machrek ;
• taux faibles pour les pays les plus pauvres (sous-continent indien et l'Afrique subsaharienne).

La carte des taux de mortalité standardisés sur l'âge est d'autant plus intéressante que les amplitudes y sont encore moins fortes, de l'ordre de 1 à 4. Il n'y a plus de géographie simple comme c'était le cas pour les

Maladies cardiovasculaires et diabète : maladies de civilisation ?

Les maladies cardiovasculaires et le diabète sont emblématiques des maladies non transmissibles, souvent qualifiées de maladies de civilisation tant elles seraient liées à nos nouveaux modes de vie. Non transmissibles, elles n'en prennent pas moins l'apparence de pandémies.

Les maladies cardiovasculaires et le diabète sont connus depuis longtemps : ce sont les fameuses attaques touchant les « bons vivants », comme celle qui tua le bon curé Balaguère dans les *Contes du lundi* d'A. Daudet, et les non moins fameuses « urines de miel » identifiées en Chine au moins 4000 ans av. J.-C. Ces appellations générales recouvrent en fait une grande diversité de problèmes, de maladies cérébro-vasculaires aux thromboses, et d'affections touchant les vaisseaux membres ou d'un rhumatisme articulaire aigu causé par une bactérie pour les premières ; du diabète de type 1 dû à une absence de sécrétion d'insuline par le pancréas, au diabète de type 2, dû à une mauvaise utilisation de l'insuline par les cellules de l'organisme, pour la seconde. Les conséquences des maladies cardiovasculaires sont connues, fréquemment létales. Celles du diabète sont multiples : nerveuses, rénales, oculaires, mais aussi des atteintes du cœur et des artères pour un diabète mal soigné.

Nous ne nous attacherons qu'à deux indicateurs simples mais synthétiques et prédictifs, les parts de population présentant un taux de glucose supérieur à 1,25 g/litre à jeun ; une tension artérielle systolique supérieure ou égale à 140 mmHg, et/ou une pression diastolique supérieure ou égale à 90 mmHg.

Outre l'âge et les antécédents familiaux, les maladies cardiovasculaires et le diabète partagent quelques facteurs de risque, comme le surpoids et l'obésité, un régime alimentaire déséquilibré, la sédentarité. C'est dire que

L'hypertension artérielle dans le monde en 2015

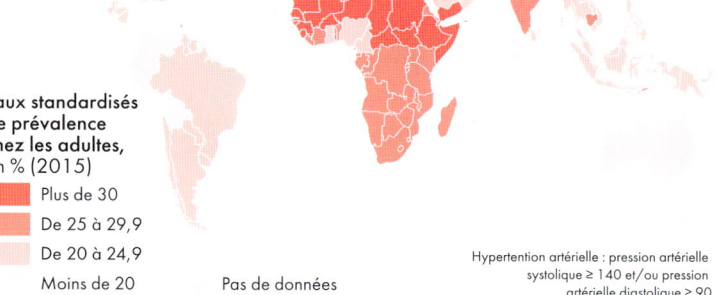

Source : WHO, 2018

Taux standardisés de prévalence chez les adultes, en % (2015)
- Plus de 30
- De 25 à 29,9
- De 20 à 24,9
- Moins de 20
- Pas de données

Hypertention artérielle : pression artérielle systolique ≥ 140 et/ou pression artérielle diastolique ≥ 90

ces maladies sont en lien direct avec nos modes de vie, qu'elles en sont en quelque sorte le révélateur. On pourrait alors croire que les prévalences d'hypertension artérielle seraient d'autant plus fortes que les pays sont développés, mais il n'en est rien.

L'hypertension artérielle

Cette maladie des pays riches touche aussi les pauvres des pays pauvres. Les prévalences les plus élevées sont enregistrées dans une large bande sahélo-soudanienne, pouvant toucher plus d'un adulte sur trois. L'Europe orientale, l'Asie centrale, l'Inde, tout le cône sud de l'Afrique présentent également des prévalences fortes mais moindres, touchant un adulte sur quatre. Le reste du monde n'est pas épargné, avec des prévalences de l'ordre de 20 %.

Cette répartition géographique interroge car elle n'est pas à l'image de la géographie connue des facteurs de risque. Des facteurs génétiques sont parfois évoqués pour l'Afrique, notamment une sensibilité accrue au sel, mais restent discutés. De même, on n'explique pas complètement le fait que l'hypertension touche électivement des adultes jeunes et de faible milieu socio-économique. Des recherches pluridisciplinaires s'intéressent au poids des changements de vie brutaux, notamment liés à l'urbanisation, l'obésité et le stress. Toujours est-il qu'en Afrique, l'hypertension est le premier facteur de risque d'accident vasculaire cérébral, d'insuffisance cardiaque et rénale, que les taux correspondants de mortalité standardisés sur l'âge y sont plus forts que dans nombre de pays du

Le diabète dans le monde en 2018

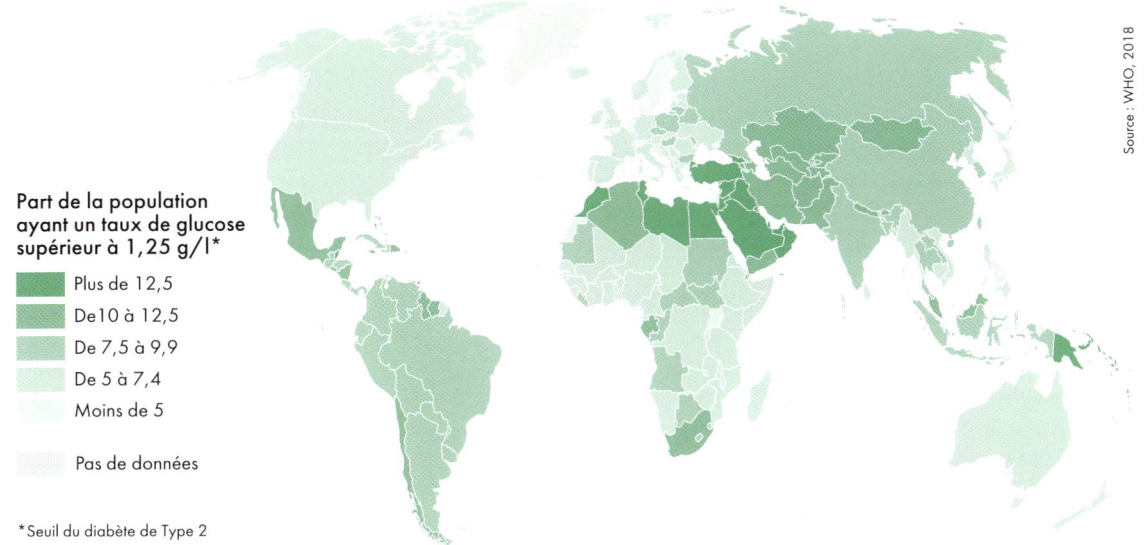

Part de la population
ayant un taux de glucose
supérieur à 1,25 g/l*

- Plus de 12,5
- De 10 à 12,5
- De 7,5 à 9,9
- De 5 à 7,4
- Moins de 5

- Pas de données

*Seuil du diabète de Type 2

Source : WHO, 2018

Nord. Cette morbidité et cette mortalité touchant fortement des adultes encore jeunes, le coût social pour la collectivité est très élevé, interpellant les États sur la prévention forcément multiforme de ces affections, et la prise en charge de traitements au long court et coûteux pour des populations majoritairement incapables d'en assumer le coût sans aide.

Ces questions ne concernent pas seulement l'Afrique car les taux sont croissants dans nombre de pays, notamment ceux d'Europe orientale et d'Asie centrale où les systèmes de santé semblent impuissants à donner des réponses équitables. De même, les taux faibles apparents de pays comme les États-Unis ne doivent pas faire oublier que le diabète y croît à la mesure de l'obésité, couvrant progressivement tout le pays, exposant particulièrement les plus pauvres qui ont d'importantes difficultés d'accès aux soins préventifs et curatifs.

Le diabète, une pandémie mondiale

Il n'est malheureusement pas possible de dresser séparément la géographie du diabète de type 1, et du diabète de type 2 faute de données comparables d'un pays à l'autre.

Selon l'OMS, si 177 millions de personnes âgées de 20 à 79 ans en étaient victimes en 2000, 194 millions en 2003, l'estimation pour 2025 est de 333 millions, soit une augmentation bien plus rapide que celle de la population générale. Selon les mêmes estimations, le nombre d'individus présentant un taux de glucose supérieur à 1,25 g/litre passerait de 314 à 472 millions entre 2000 et 2025.

De hautes prévalences de glycémie anormale dessinent cependant un croissant continu qui, partant du Maroc, couvre tous les pays d'Afrique du Nord, du Proche et Moyen-Orient, la péninsule Arabique, la Turquie jusqu'au Kazakhstan. Cette distribution géographique unique reste largement à expliquer.

Cette maladie prend en fait les allures d'une pandémie mondiale, aucune zone géographique n'étant épargnée, et les taux de prévalences doivent bien sûr être rapportés aux effectifs de population, les valeurs moyennes ou faibles de l'Inde et de la Chine se rapportant à des populations de plus d'un milliard d'habitants !

Comme on l'a vu, le diabète est lié à certains facteurs sur lesquels on peut agir. Il n'en reste pas moins que des traitements médicamenteux

sont parfois nécessaires, mais que, dans des pays sans vraie mutualisation sociale des dépenses de santé, les prix sont prohibitifs pour les plus pauvres. Un nombre croissant d'Américains achète ainsi leurs médicaments à l'étranger.

De plus, le diabète exige une prise en charge complète et pluridisciplinaire : outre le suivi chez le médecin traitant, des examens dentaires, ophtalmologiques, cardiaques, voire neurologiques sont requis. Une attention particulière devra être portée aux femmes enceintes, aux personnes les plus précaires, aux porteurs d'autres maladies. C'est donc tout le système de paiement à l'acte médical qui est remis en cause ! La gratification financière du médecin généraliste pour bonne pratique expérimentée en France donne de bons résultats, ce qui règle un problème qu'on n'aurait pas rencontré avec une rémunération à la pathologie, ou par une salarisation du personnel soignant...

Les accidents de la route, un problème négligé

Chaque année, plus de 1,2 million de décès sont dus aux accidents de la route dans le monde. Première cause de mortalité des jeunes de 15 à 29 ans, ils représentent la principale cause de mortalité de l'ensemble des décès par blessure (24 %), correspondent à 5 % du PIB dans les pays à faible revenu ! Près de 90 % des décès associés aux accidents de la route concernent les pays à faible et moyen revenu, où les piétons et les deux roues représentent la moitié des tués.

Un enjeu crucial

Si la méconnaissance du fardeau des traumatismes de la circulation était perçue au début du XXIᵉ siècle comme le résultat d'une « négligence historique » de cette question par les chercheurs et acteurs de la santé publique, on note désormais une prise de conscience de ces questions par les organismes internationaux. La Banque mondiale et l'Organisation mondiale de la santé ont lancé en 2011 la décennie mondiale pour la sécurité routière afin de fournir un cadre global d'actions. En outre, dans le cadre de l'Agenda pour le développement durable 2030, deux des Objectifs de développement durable (ODD 3 et ODD 11) ont inscrit la réduction de 50 % du nombre de morts et de blessés des accidents de la route et l'amélioration de la sécurité routière parmi leurs cibles. L'urgence de la prise en compte de la sécurité routière dans les questions de santé publique et de développement est donc enfin reconnue.

L'enjeu est important, car les dynamiques démographiques, urbaines et économiques sont fortes et rapides dans les pays à faible revenu. L'accroissement associé des véhicules motorisés et de la densification des villes apportera une hausse des traumatismes de la circulation.

En 2005, une étude estimait que le taux d'incidence des décès par accidents de la route pourrait atteindre 20 pour 100 000 habitants par an dans les pays à faible et moyen revenus en 2020. Or, selon l'OMS, il était déjà de 24,1 pour 100 000 en 2015 contre 9,2 dans les pays à haut revenu.

Des zones à faible et moyen revenus, et les pays ayant connu une croissance rapide de leur parc automobile présentent les plus forts taux de mortalité, notamment en Afrique qui compte 26,6 personnes tuées pour 100 000 habitants par an. Globalement, les pays à revenus faibles ou intermédiaires sont les plus touchés, et ce de façon croissante. Cependant, ces chiffres alarmants sont probablement en dessous de la réalité, les données relatives aux traumatismes de la circulation étant lacunaires.

Or, peu d'actions sont menées. Des approches préventives ont été mises en œuvre pour réduire les blessures, déterminer l'ampleur du problème, identifier les facteurs d'augmentation des risques de blessure, évaluer les mesures de prévention possibles et développer des interventions efficaces. Les effets positifs sont aujourd'hui visibles dans les pays du Nord, notamment en France avec le port de la ceinture de sécurité et du casque, le contrôle de la vitesse, de l'alcoolémie, et la création de la « filière de soins » pré-hospitalière et hospitalière. Il existe néanmoins des inégalités de prise en charge en France, notamment sur les traumatismes crâniens ou les accidents vasculaires cérébraux, liées à des questions de stratégies de soins et d'accès aux structures *ad hoc*. Ces approches sont cependant peu

La mortalité routière dans le monde en 2015

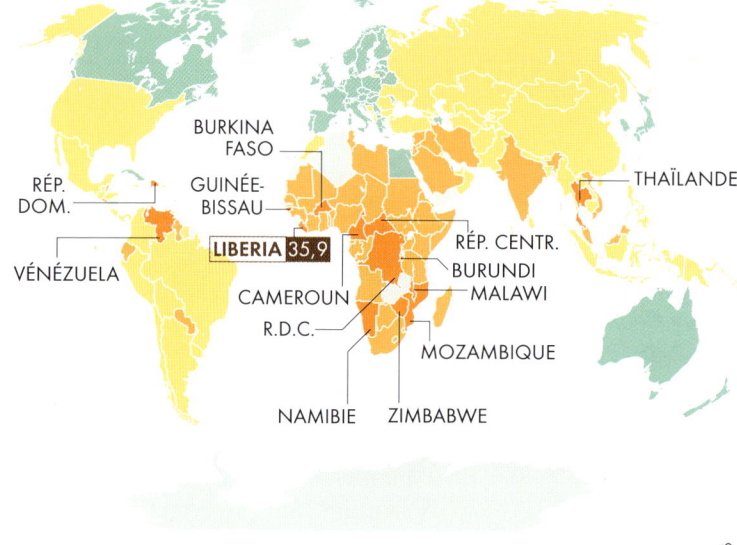

BURKINA FASO
RÉP. DOM.
GUINÉE-BISSUA
VÉNÉZUELA
LIBERIA 35,9
CAMEROUN
R.D.C.
NAMIBIE
ZIMBABWE
THAÏLANDE
RÉP. CENTR.
BURUNDI
MALAWI
MOZAMBIQUE

Taux de personnes (mortalité pour 100 000 personnes)

- Plus de 30
- De 20 à 30
- De 10 à 19,9
- Moins de 10
- Pas de données

Source : WHO, 2016

Moyens de déplacement des victimes d'accident à Ouagadougou en 2015

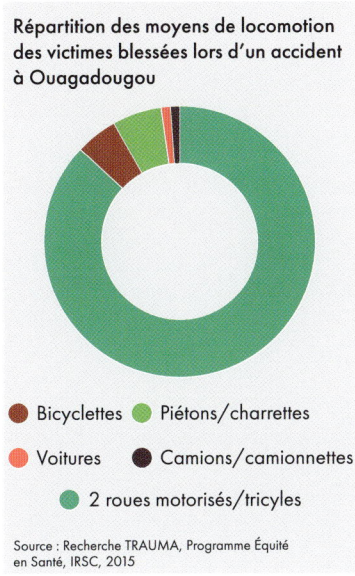

Répartition des moyens de locomotion des victimes blessées lors d'un accident à Ouagadougou

- Bicyclettes
- Piétons/charrettes
- Voitures
- Camions/camionnettes
- 2 roues motorisés/tricyles

Source : Recherche TRAUMA, Programme Équité en Santé, IRSC, 2015

Densités d'accidents à Ouagadougou en 2017

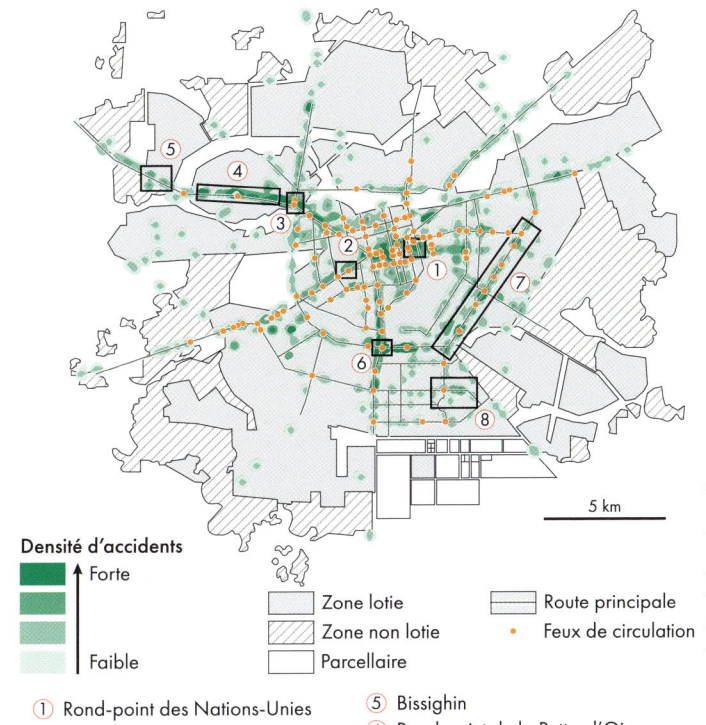

Densité d'accidents
- Forte
- Faible

Zone lotie
Zone non lotie
Parcellaire

Route principale
Feux de circulation

① Rond-point des Nations-Unies
② Rond-point des Cinéastes
③ Rond-point de Tampouy
④ Avenue Yatenga
⑤ Bissighin
⑥ Rond-point de la Patte-d'Oie
⑦ Circulaire
⑧ Ouaga 2000

5 km

Source : E. Bonnet, IRD « Technological solutions for an effective health surveillance system for road traffic crashes in Burkina Faso », juin 2017

développées dans les pays à faible revenu où il est difficile d'évaluer l'étendue du problème, et donc de développer des interventions adaptées aux différents contextes. Il importe donc de disposer de données fiables pour localiser les lieux d'accidents, estimer la mortalité, caractériser les types de blessures et évaluer le poids et les coûts des incapacités temporaires et permanentes à court et moyen termes, de prise en charge pré-hospitalière et hospitalière.

Une question de santé publique négligée

L'Inde, avec près de 500 000 accidents par an, a l'un des réseaux routiers le plus dangereux au monde. En 2017, on y a compté pas moins de 1 300 accidents par jour, dont 400 mortels, et les taux vont en s'aggravant.

L'Afrique enregistre une croissance sans précédent du nombre de véhicules en circulation, et de façon simultanée un nombre élevé d'accidents, mais la gestion des urgences traumatologiques ne suit pas. Dans la plupart des pays africains, la question des accidents de la route et des traumatismes n'est pas une priorité des actions de santé publique.

Ainsi à Ouagadougou au Burkina Faso, la réglementation n'est pas appliquée,

les moyens de prévention sont quasi nuls et la sensibilisation des populations aux risques de la route est inexistante. Une agence nationale de sécurité routière existe pourtant comme dans tous les États de la région, mais ses efforts se concentrent sur la surcharge des véhicules de transport. En 2015, on a dénombré 19 475 accidents dans tout le pays, dont près de 11 000 dans la seule capitale, occasionnant 7 000 blessés et 100 décès.

Ouagadougou, qui compte plus de 2 millions d'habitants, associe dans un ensemble urbain très hétérogène un centre-ville moderne, des zones d'habitat dense insalubres et des fronts d'urbanisation irréguliers. À l'image de cet espace urbain mal contrôlé et mal géré, un système de surveillance révèle sans surprise des concentrations d'accidents sur les principales artères de la ville, aux lieux de convergence, mais aussi sur des réseaux récemment bitumés et non équipés en ralentisseurs, voire sans signalisation. De même, il existe une proximité des

« points noirs » avec la présence des feux de circulation, peu respectés par les populations.

Si près d'un accident sur deux provoquait au moins une blessure, il faut noter que les usagers vulnérables – deux-roues motorisés (87 %), cyclistes (5 %) ou piétons (6 %) – représentaient 98 % des accidentés. La majorité des victimes étaient des hommes (66 %), jeunes (58 % de 18 à 34 ans), avec un délai moyen entre l'accident et l'arrivée aux urgences traumatologiques de 1 h 15, ce qui constitue une perte de chance en cas de traumatisme crânien (38 % des victimes).

Les traumatismes de la route sont en passe de devenir la cinquième cause de mortalité dans les pays du Sud, et sont déjà la première chez les jeunes de 15 à 29 ans. Si des actions ont été entreprises, on note peu d'amélioration dans les pays d'Afrique. La décennie mondiale pour la sécurité s'achève, qui a jeté les bases d'une politique publique. Celle-ci doit maintenant devenir opérationnelle.

L'offre de soins et les dépenses de santé dans le monde

Un discours libéral voudrait que la santé occasionne des dépenses coûteuses pour les États, et un bien marchand comme les autres. Les études montrent pourtant que les dépenses de santé sont le plus souvent des investissements, et la santé un bien commun.

Comme on l'a vu dans la première partie, les systèmes de soins se caractérisent selon de multiples critères : organisation, hiérarchie, équipement, système de tarification, offre, recours, accessibilité, etc. Malgré cette évidente complexité, on a pu parler de transition sanitaire, c'est-à-dire de convergence vers des systèmes de soins traitant de la même manière les mêmes pathologies, avec des patients uniformisant leurs itinéraires thérapeutiques. Les pages qui précèdent auront montré qu'on est loin de cette situation. L'analyse des forces mobilisées pour répondre aux besoins de la population finira de dresser le tableau sanitaire au niveau mondial.

Quelques indicateurs simples seront utilisés : la part des dépenses de santé par rapport au PIB de chacun des pays, et les densités de soignants (médecins, infirmières et sages-femmes, dentistes). Faut-il répéter ici que des dépenses de santé calculées à un niveau national ne disent rien de l'équité de ces dépenses, que des densités médicales mesurées à l'échelle d'un pays ne disent rien de leur bonne répartition, ni de leur accessibilité ?

La part des dépenses de santé par rapport au PIB varie dans des proportions considérables, de moins de 2 % au Bangladesh à 18 % en Sierra Leone, qui fait figure d'exception en Afrique.

Dépenser beaucoup ou dépenser efficacement ?

Une idée reçue voudrait que plus les pays sont riches, plus ils dépensent une part importante de leur PIB pour la santé : les États-Unis dépensent ainsi pour leur santé 17 % de 21 345 milliards de dollars de PIB, tandis que le

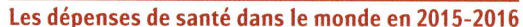

Les dépenses de santé dans le monde en 2015-2016

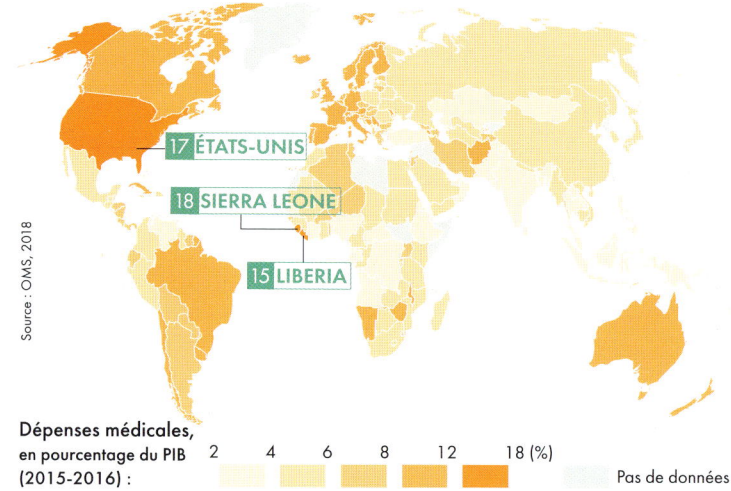

Source : OMS, 2018

Dépenses médicales, en pourcentage du PIB (2015-2016) : 2 4 6 8 12 18 (%) Pas de données

Densités de médecins dans le monde en 2003-2017

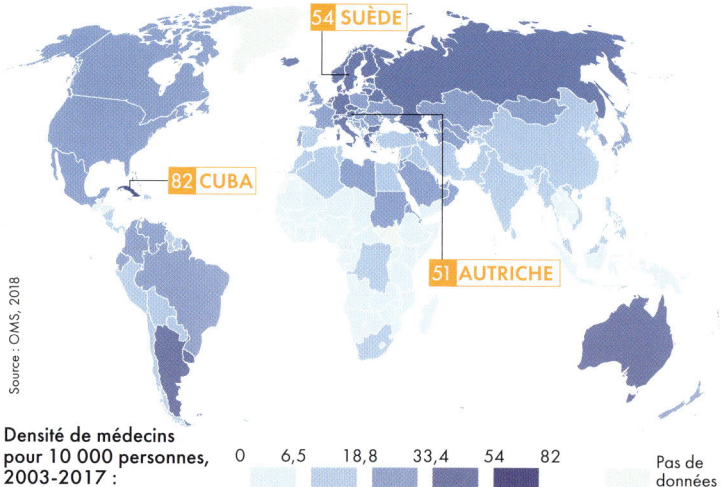

Source : OMS, 2018

Densité de médecins pour 10 000 personnes, 2003-2017 : 0 6,5 18,8 33,4 54 82 Pas de données

Malawi ne consacre que 9 % de 8 milliards de dollars. Ce n'est pourtant pas une règle générale : si les pays d'Afrique subsaharienne dépensent peu, c'est également le cas de la

Chine, pourtant seconde puissance économique du monde. À l'inverse, Cuba et le Liberia dépensent une part importante de leurs ressources pour la santé, témoignant d'une vision politique qui fait de l'argent consacré à la santé un investissement pour le développement de leur pays. D'autres dépensent beaucoup parce que le système est peu régulé, comme aux États-Unis et au Brésil, selon une logique de l'offre et de la demande et non de l'offre et des besoins. Au regard des sommes considérables engagées, leurs résultats sont médiocres, toujours marqués par de grandes inégalités sociales. Ce sont malheureusement ces exemples qui ont inspiré les politiques d'ajustement structurel du FMI et de la Banque mondiale. L'examen des cartes montre qu'il n'y a pas de correspondances systématiques entre le niveau de dépenses et le niveau de santé d'un pays, que l'allocation de ressources financières est une condition nécessaire mais pas suffisante pour répondre aux besoins de santé, et que la santé est fonction de bien d'autres facteurs que le soin, fût-il préventif. Ainsi l'Europe occidentale consacre-t-elle une part toujours croissante de ses revenus à la santé, augmentant de façon quasi parallèle ses espérances de vie, non sans inégalités socioterritoriales.

Des variations quantitatives de l'offre de soins

Les densités de soignants constituent un autre indicateur robuste de la réponse aux besoins de soins, même si les densités ne disent rien des conditions matérielles d'exercice des soignants, de leur niveau de formation, du degré d'organisation du système de soins, notamment des complémentarités des soins primaires, secondaires et tertiaires.

Les densités d'infirmiers et de sages-femmes donnent une première indication de soins théoriquement proches et financièrement accessibles, qui devraient être particulièrement fortes où ces soignants sont fréquemment les premiers recours. Il n'en est rien, les densités épousent les oppositions Nord/Sud déjà observées, les plus faibles densités affectant d'abord l'Afrique, et dans une moindre mesure l'Asie et les pays andins. Il est regrettable que les statistiques ne permettent pas de distinguer les infirmiers des sages-femmes, parce que ces

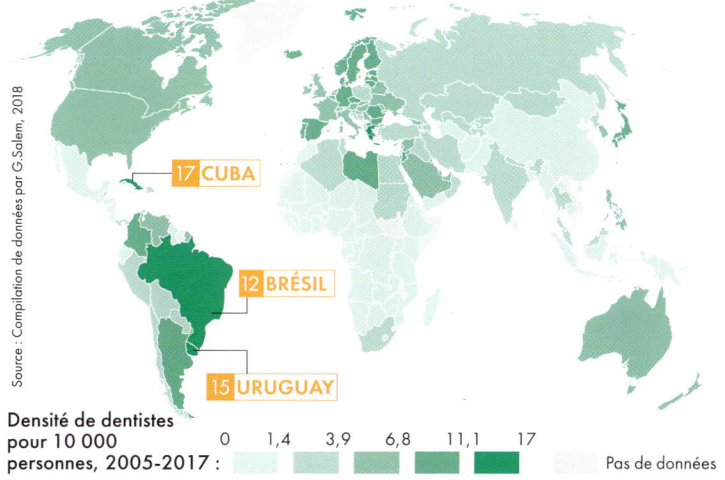

Densités de dentistes dans le monde en 2005-2017

Source : Compilation de données par G.Salem, 2018

17 CUBA

12 BRÉSIL

15 URUGUAY

Densité de dentistes pour 10 000 personnes, 2005-2017 : 0 1,4 3,9 6,8 11,1 17   Pas de données

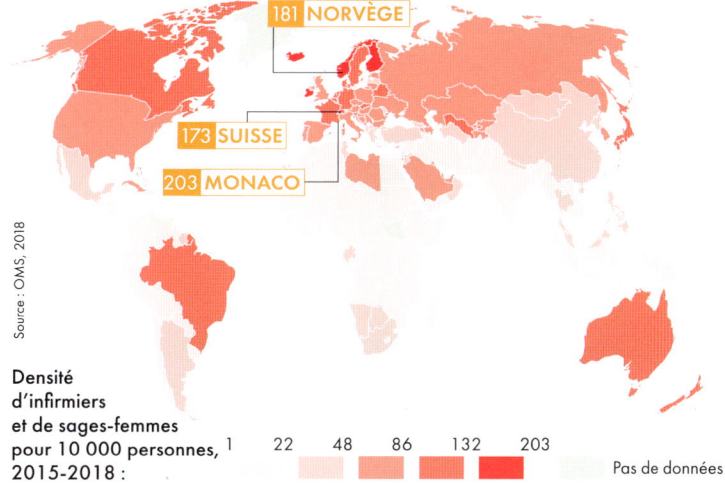

Densités de sages-femmes et infirmiers dans le monde en 2015-2018

181 NORVÈGE

173 SUISSE

203 MONACO

Source : OMS, 2018

Densité d'infirmiers et de sages-femmes pour 10 000 personnes, 2015-2018 : 1 22 48 86 132 203   Pas de données

dernières concourent au bon suivi des grossesses et de l'accouchement.

On observe à peu près le même dispositif géographique pour les médecins, mais la comparabilité des données est sujette à caution. On est bien loin du seuil minimum de 23 médecins, infirmières et sages-femmes pour 10 000 habitants recommandé par l'OMS !

C'est encore plus vrai pour les dentistes dont la quasi-absence dans plusieurs pays d'Afrique ou d'Asie fait écho aux graves problèmes de santé orale évoqués précédemment.

Cet examen de l'offre de soins d'inspiration occidentale ne doit pas faire oublier l'existence d'autres propositions thérapeutiques, comme les médecines

millénaires chinoises, ou ayurvédiques, qui n'apparaissent pas dans les statistiques officielles. Il faut aussi faire référence aux développements d'offres de soins alternatifs – médecines douces, médecines néo-traditionnelles, phytothérapies, soins inspirés par des groupes charismatiques, des églises dites révélées, etc. – développant leur propre approche, souvent dans des syncrétismes innovants avec la médecine scientifique. Les recherches anthropologiques menées sur ces mouvements soulignent qu'il ne s'agit pas de choix thérapeutiques par défaut, mais d'une inscription dans des soins correspondant à des modèles de croyance locaux très construits en matière de santé.

Les médicaments :
trop, pas assez ou mal utilisés

Le marché mondial du médicament est passé de 200 milliards de dollars en 1990, à 856 milliards de dollars en 2012, à 1 046 milliards de dollars en 2018 ! Si les pays industrialisés ne représentent que 18,7 % de la population mondiale, ils constituent 87 % du marché pharmaceutique. Les Américains sont les plus grands consommateurs (38 % de part de marché), suivis de loin par les Européens (17 %), le Japon (12 %) et les pays émergents, comme le Brésil et la Chine (8 %).

Une consommation variable et alarmante

On évalue à 3,2 milliards le nombre de boîtes de médicaments vendues en pharmacie en 2019. Des huit principaux pays européens, la France est en tête des dépenses de médicaments par habitant, et en seconde position des volumes consommés.

La consommation mondiale d'antibiotiques a augmenté de 65 % entre 2000 et 2015, particulièrement dans les pays à revenus faibles ou moyens (+114 %), pour atteindre 24,5 milliards de doses quotidiennes. En seulement 16 ans, la consommation globale d'antibiotiques a augmenté de 100 % en Inde, de 79 % en Chine, et de 65 % au Pakistan. Ces trois pays sont désormais les plus gros utilisateurs d'antibiotiques des pays à faibles et moyens revenus. Cette hausse s'explique aussi par une utilisation croissante de ces produits à des fins d'élevage hyper-productifs. Cette utilisation sans précédent a un impact préoccupant sur la qualité des sols et des eaux.

Un accès toujours inégal

Deux milliards de personnes n'ont pourtant pas accès aux médicaments essentiels, faute de couverture médicale ou d'accès aux traitements. Les ruptures de stock constituent un grand problème, particulièrement pour les traitements antirétroviraux contre l'infection à VIH, la tuberculose multirésistante, ou encore des affections chroniques telles que l'hépatite B, le diabète ou l'hypertension artérielle. Fréquentes dans les pays du Sud, les ruptures de stock existent aussi dans les pays développés, notamment en France, en raison de la réduction du nombre des sites de fabrication de médicaments, délocalisés dans des pays où les coûts de production sont plus faibles.

Évolution de la consommation d'antibiotiques dans le monde entre 2000 et 2015

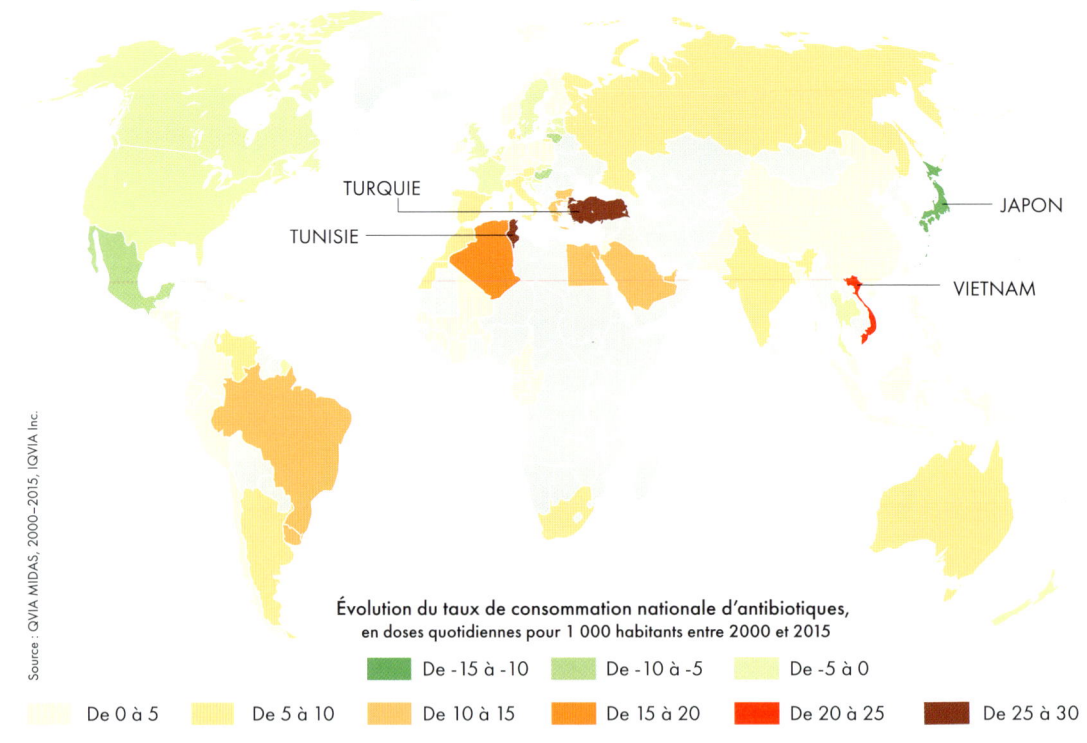

Source : QVIA MIDAS, 2000–2015, IQVIA Inc.

Évolution du taux de consommation nationale d'antibiotiques, en doses quotidiennes pour 1 000 habitants entre 2000 et 2015

De -15 à -10   De -10 à -5   De -5 à 0

De 0 à 5   De 5 à 10   De 10 à 15   De 15 à 20   De 20 à 25   De 25 à 30

Selon le contrôle exercé par les autorités sanitaires, les prix varient en outre de façon considérable d'un pays à l'autre pour un même médicament, les rendant plus ou moins accessibles. On sait ainsi que tous les Américains qui en ont besoin n'ont pas accès aux traitements contre le diabète. À l'inverse, la consommation d'opioïdes y atteint des seuils jamais connus, sans doute à l'origine de baisses d'espérances de vie.

Une qualité pas toujours contrôlée

Une autre menace pour garantir la couverture de santé universelle vient des produits médicaux falsifiés et/ou de qualité inférieure. Ces produits peuvent être des imitations illégales de médicaments de marque (qui peuvent contenir ou non le bon principe actif, en bonne ou mauvaise quantité), des médicaments détériorés (par des conditions climatiques ou de transport), des médicaments périmés ou remballés, parfois même des placebos intentionnels. En 2013, une opération organisée en partenariat avec les douanes de vingt-trois pays africains avait conduit à la saisie de plus d'un milliard d'articles, dont environ 550 millions de doses de médicaments illicites comprenant de « faux antibiotiques, de faux antipaludéens, des faux antidouleurs et anti-inflammatoires, ainsi que des médicaments contrefaits utilisés contre l'hypertension artérielle et le diabète ».

Des lobbys difficilement contournables

Enfin, certains médicaments essentiels à la survie des patients peuvent ne pas être accessibles du fait des réglementations commerciales. L'accès aux médicaments essentiels fait pourtant partie intégrante du droit à la santé. Des avancées importantes ont été réalisées dans ce domaine dans les années 2000 pour permettre aux malades du VIH-SIDA d'accéder aux traitements antirétroviraux. À cette époque, moins de 200 000 personnes étaient sous traitement dans les pays en développement – la majorité vivant au Brésil, premier pays en développement à offrir gratuitement les soins aux personnes infectées par le VIH. Fin 2008, 4 millions de personnes dans les pays à moyens et faibles revenus bénéficiaient d'un traitement antirétroviral. En 2017, ils étaient 21,7 millions.

Les antibiotiques : entrée sur le marché et apparition des résistances

Antibiotique	Année d'introduction	Apparition des premières résistances
Sulfamides	1936	1940
Pénicilline G	1943	1946
Streptomycine	1943	1959
Chloramphénicol	1947	1959
Tétracycline	1948	1953
Érythromycine	1952	1988
Ampicilline	1961	1973
Ciprofloxacine	1987	2006

La prescription d'opioïdes aux États-Unis en 2015

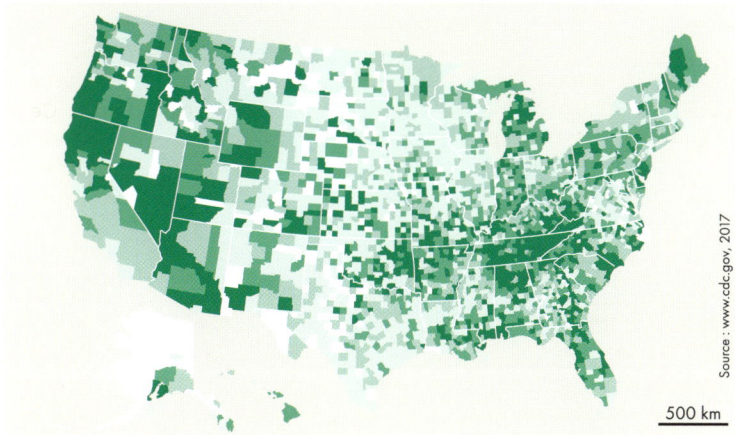

Source : www.cdc.gov, 2017

500 km

Quantités prescrites par personne en équivalent de milligrammes de morphine d'opioïdes (2015)

De 958 à 5 540   De 677 à 958   De 454 à 677   De 0,1 à 454

Données insuffisantes

Et les vaccins dans tout ça ?

Aucun progrès n'a une incidence aussi forte sur la réduction de la mortalité par les maladies infectieuses que les vaccins. Aujourd'hui, il en existe 26 qui sont capables de prévenir à coût modique des maladies comme la rougeole, le tétanos, la poliomyélite, la méningite, la fièvre jaune ou encore l'hépatite B. Le vaccin contre la variole a même permis l'éradication de cette maladie. Ils sont la seule arme pour combattre les maladies virales et constituent donc un enjeu majeur de santé publique. Ce ne sont pas des médicaments comme les autres, car en se vaccinant on se protège mais on protège aussi les autres. Pourtant aujourd'hui, il existe une réelle défiance à l'encontre des vaccins, entre rumeurs et complots, mauvaise gestion de l'information, leur administration est parfois difficile comme le démontre notamment le retour de la rougeole en Europe. En outre, leur mise au point coûte cher, et le rapport coût/efficacité n'est pas toujours en faveur de l'élaboration d'un vaccin accessible pour les populations les plus pauvres qui sont pourtant celles qui en ont le plus besoin. Des solidarités internationales doivent donc être renforcées.

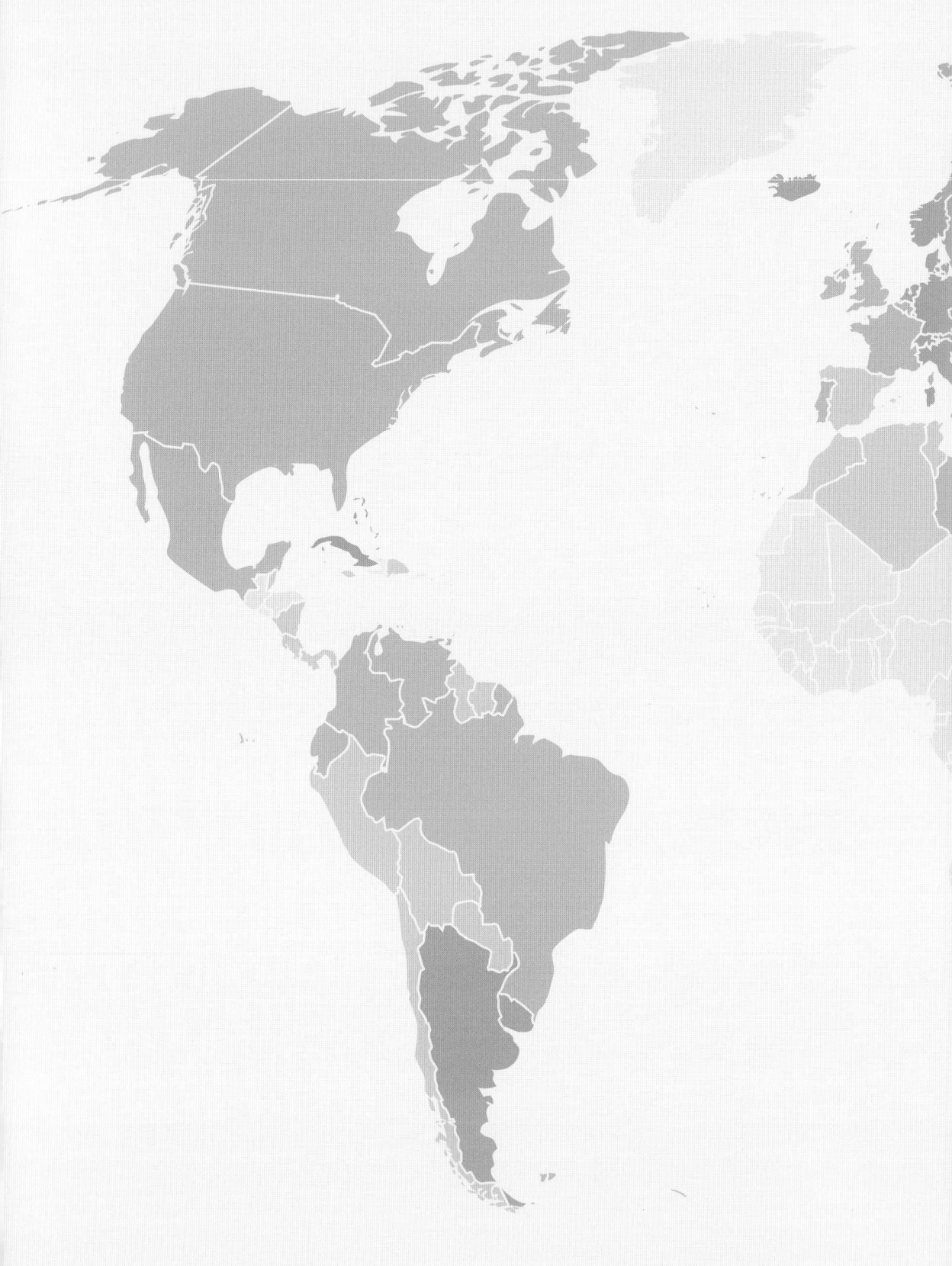

Des micro-fractures nationales aussi

Dans cette partie, nous changeons d'échelles en nous intéressant aux disparités de santé infranationales. Trois séries d'exemples sont prises :
- des inégalités témoignant de dynamiques territoriales différenciées en France, en Angleterre et en Chine ;
- des inégalités témoignant de la diversité de grands pays sur fond de discriminations sociales et « ethniques » au Brésil et aux États-Unis ;
- des inégalités intra-urbaines dans des pays du Nord (France et États-Unis) et du Sud (Burkina Faso, Mexique, Argentine, Brésil et Panama).

Ces études de cas témoignent de la combinaison de facteurs environnementaux, politiques, économiques, sociaux et culturels à l'origine des disparités spatiales de santé.

Dynamiques territoriales et espérances de vie en France

Les débats qui traversent les pays du Nord sur l'âge de départ à la retraite sont sous-tendus par les inégalités sociales et territoriales d'espérance de vie et d'espérance de vie en bonne santé. On a souligné qu'en France 13 années d'espérance de vie séparaient les 10 % les plus riches des 10 % les plus pauvres, soit en valeur absolue la différence entre la France et le Sénégal !

Une répartition qui ne doit rien au hasard

Les inégalités d'espérance de vie trouvent une expression spatiale qui n'est pas seulement la traduction cartographique d'inégalités sociales *stricto sensu*. Il y a un effet de lieu, combinaison de facteurs partagés, de l'air respiré aux relations sociales, des façons de manger aux façons de boire, de se soigner et d'être soigné, etc. Les dimensions territoriales des normes sociales, des constructions identitaires se révèlent dans les disparités spatiales de santé, et on ne peut que regretter qu'il y ait si peu de travaux sur la répartition géographique des maladies en France. Des études en population générale (et pas seulement sur la population

consultant le système de soins qui ne renseigne bien sûr que sur la fraction de la population ayant eu accès aux soins), nous renseigneraient utilement sur les zones à risques de tel ou tel problème de santé, dans quelle famille d'espaces, quels lieux. De même, des données sur les prises en charge médicale, l'observance des traitements, les issues permettraient d'identifier et de comprendre des situations singulières. Il faudrait pour cela sortir d'une vision uniformisée du territoire métropolitain, *a fortiori* quand elle s'impose aux départements ultra-marins, ce qui n'est ni dans la culture de l'État ni dans celle de l'assurance maladie, qui restent ancrés dans la chasse obstinée aux insupportables

écarts à la moyenne nationale. Nombre de progrès de santé publique – des dégâts terribles de l'amiante dans les villes de chantiers navals aux allergies à l'ambroisie en Rhône-Alpes, du saturnisme dans les banlieues pauvres à la silicose dans les régions minières – ont pourtant été faits grâce à des approches spatialisées. Les travaux menés [Salem *et al.*, 2000, 2006] avaient pourtant montré que chaque groupe de maladies définissait une géographie particulière qui ne devait rien au hasard, qu'il existait même des profils types de morbidité et de mortalité par sous-ensemble spatiaux, parlant à qui connaît sa géographie. Faute d'indicateurs robustes portant sur des personnes vivantes,

Évolutions cantonales des inégalités de mortalité masculine en France, 1975-2009

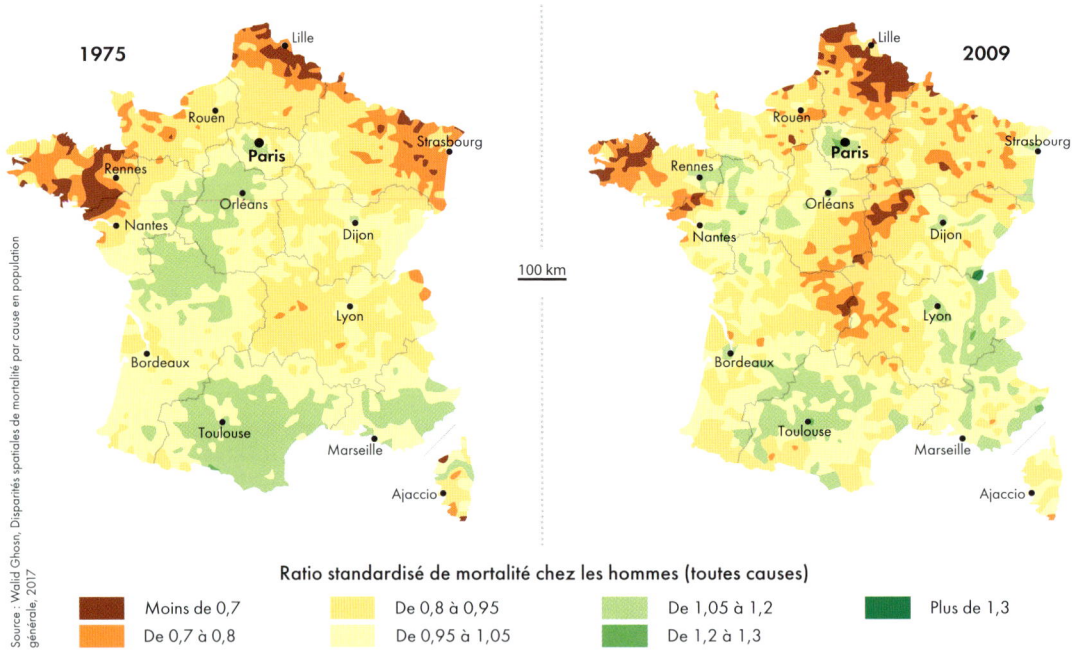

Source : Walid Ghosn, Disparités spatiales de mortalité par cause en population générale, 2017

Ratio standardisé de mortalité chez les hommes (toutes causes)

Couleur	Valeur		Couleur	Valeur		Couleur	Valeur		Couleur	Valeur
■	Moins de 0,7		■	De 0,8 à 0,95		■	De 1,05 à 1,2		■	Plus de 1,3
■	De 0,7 à 0,8		■	De 0,95 à 1,05		■	De 1,2 à 1,3			

on est donc réduit à l'utilisation d'indicateurs d'espérance de vie, de mortalité prématurée, de mortalité évitable, voire d'espérance de vie en bonne santé, qui ne sont que des mesures indirectes de la santé, un même taux pouvant recouvrir des situations sanitaires différentes selon les lieux.

Liens entre dynamiques territoriales et changement sanitaire

H. Le Bras avait souligné les interactions entre dynamiques territoriales et changement sanitaire, montrant comment les bouleversements territoriaux diversifiés (industrialisation, urbanisation, services, soins, scolarisation, etc.) qu'a connus la France au XIXᵉ et au début du XXᵉ siècle s'exprimaient dans la géographie des espérances de vie, jusqu'à renverser des gradients spatiaux anciens (Le Bras, *in* Salem *et al*, 2000).

Sur un pas de temps plus court, 1975 à 2009, la géographie des inégalités de mortalité a changé de façon impressionnante en France. En 1975, fin des Trente Glorieuses, s'opposent à grands traits un croissant de surmortalité allant de la Bretagne au Nord et à l'Est, à un L de sous-mortalité allant du Centre-Ouest à l'Occitanie et au pourtour méditerranéen, les zones montagneuses du Massif central et des Alpes, apparaissant en situation intermédiaire. En 2009, moins de 40 ans après, la configuration a évolué : si la Bretagne « bretonnante », le Nord-Pas-de-Calais et la Picardie présentent une surmortalité, ce n'est plus vrai de l'Alsace. On observe en revanche de nouveaux taux forts suivant la diagonale du sous-peuplement allant des Ardennes au sud du Massif central. Inversement, l'aire des taux faibles dessine maintenant un U, de l'Île-de-France à l'Occitanie couvrant le Centre-Ouest, et allant du Midi au nord du couloir rhodanien. Une analyse plus attentive montre une opposition entre les centres de nombre de départements et leur périphérie, inflexion qui date de la fin des années 1980.

Ces changements rapides confirment qu'il n'y a aucune fatalité à la surmortalité, que des investissements bien choisis peuvent améliorer les situations en peu de temps. Cette cartographie souligne l'urgence de politiques plus équitables, et donc de plus de solidarités sociales et inter-régionales.

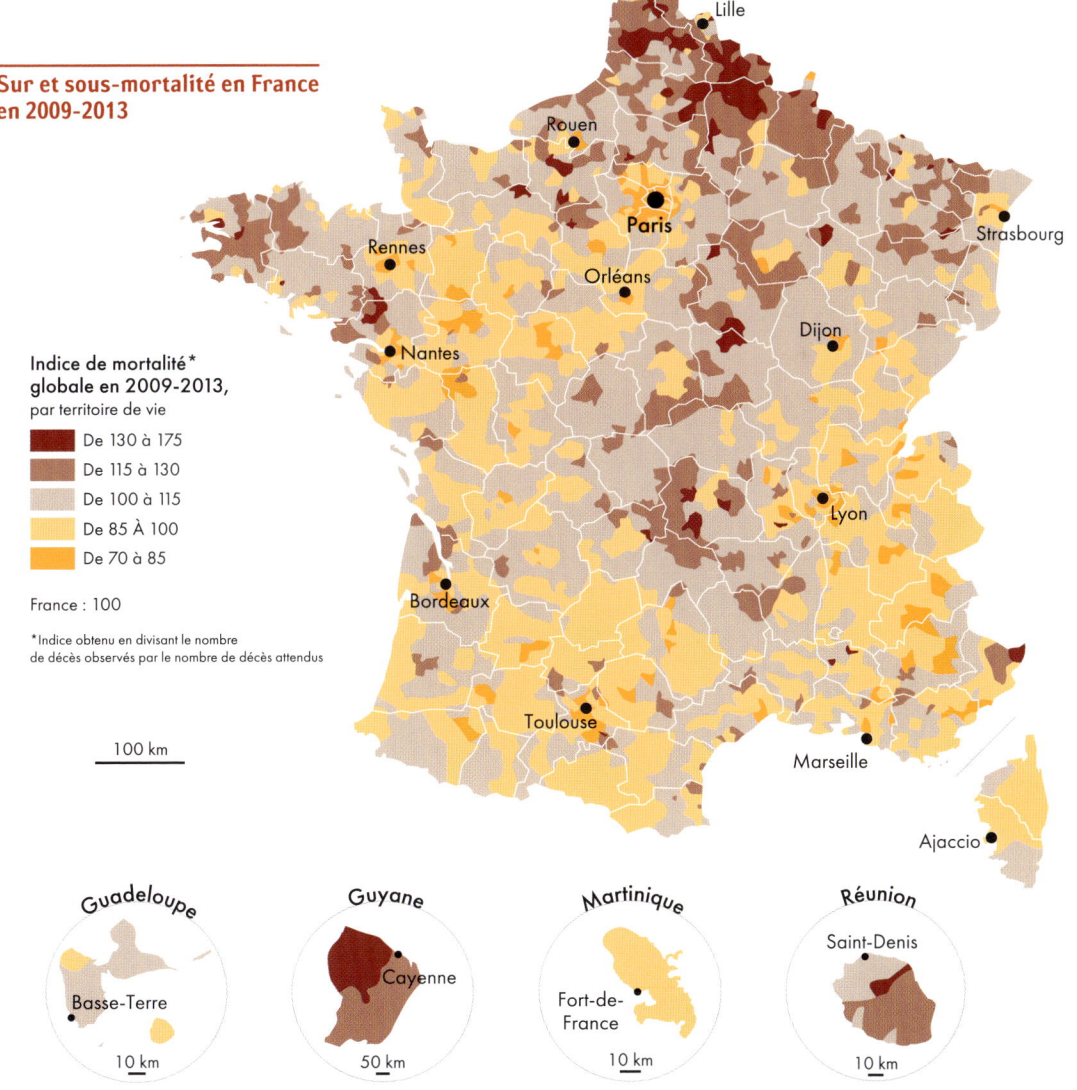

Sur et sous-mortalité en France en 2009-2013

Indice de mortalité*
globale en 2009-2013,
par territoire de vie

- De 130 à 175
- De 115 à 130
- De 100 à 115
- De 85 À 100
- De 70 à 85

France : 100

*Indice obtenu en divisant le nombre de décès observés par le nombre de décès attendus

100 km

Lille
Rouen
Paris
Strasbourg
Rennes
Orléans
Dijon
Nantes
Lyon
Bordeaux
Toulouse
Marseille
Ajaccio

Guadeloupe
Basse-Terre
10 km

Guyane
Cayenne
50 km

Martinique
Fort-de-France
10 km

Réunion
Saint-Denis
10 km

Source : Le Monde

Dynamiques territoriales et espérances de vie en Angleterre et en Chine

Dans des pays aussi différents que la Chine et l'Angleterre, la géographie des espérances de vie révèle les inégalités de développement.

Le cas de l'Angleterre

En Angleterre, la répartition est l'image de dynamiques socio-économiques inégales, de comportements et d'environnements plus ou moins à risque, selon un processus qu'on observe dans d'autres pays. L'opposition entre le nord-est et le sud-ouest de l'Angleterre est une des plus marquées : plus de 20 ans d'espérance de vie séparent les *wards* du nord-est de ceux du sud-ouest, confirmant qu'habiter le quartier de Westminster est un gage positif d'espérance de vie en bonne santé…

En Chine, de fortes disparités

Ce constat vaut également pour la Chine qui présente les plus fortes espérances de vie dans les provinces urbaines et industrielles bordant la mer de Chine et la capitale, s'opposant aux provinces du Tibet, Ouïghours du Xinjiang, et du Qinghai. Le journal britannique *The Economist*, qui a une grande familiarité avec les inégalités territoriales de santé, a proposé une carte originale donnant pour chacune des provinces son

Inégalités d'espérances de vie entre wards, en Angleterre en 2016

	RÉGION	WARD	NOM DE L'AUTORITÉ LOCALE	ESPÉRANCE DE VIE	ESPÉRANCE DE VIE EN BONNE SANTÉ
Ward dont l'espérance de vie en bonne santé est inférieure à 47,5 ans	North West	Bloomfield	Blackpool	68,2	47,1
	Wales	Rhyl West	Denbighshire	68,3	47,2
	Nort East	Middlehaven	Middlesbrough	69,7	47,3
Ward dont l'espérance de vie en bonne santé est supérieure à 74 ans	South East	Alton Whitedown	East Hampshire	89	74
	South East	Warfield	Bracknell Forest	90,3	77,2
	London	Harvest River Knightsbridge and Belgravia	Westminster	89,1	79,1

Source : Marmot Report

Inégalités masculines et féminines d'espérances de vie en Angleterre, 2012-2014

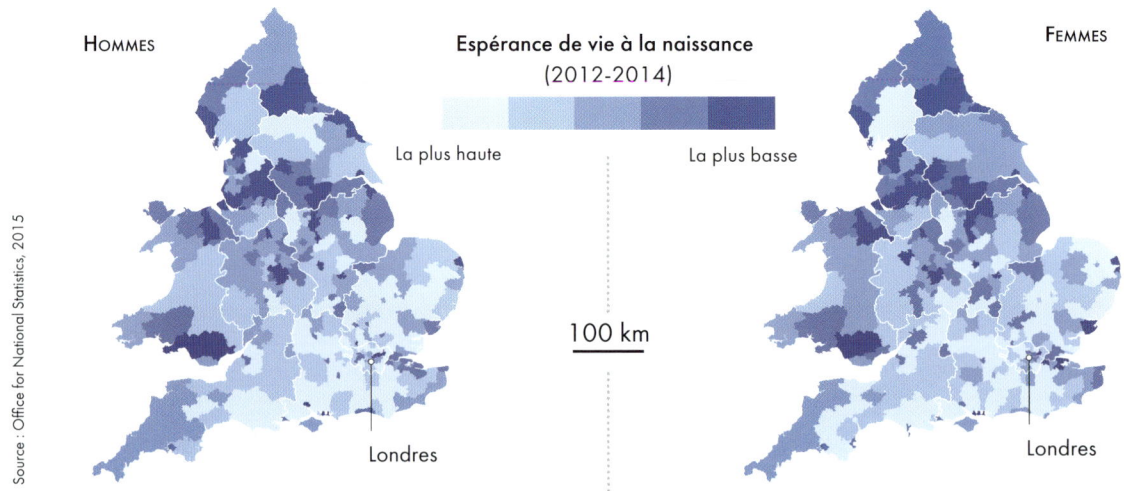

HOMMES

Espérance de vie à la naissance (2012-2014)

La plus haute — La plus basse

FEMMES

100 km

Londres

Londres

Source : Office for National Statistics, 2015

Inégalités d'espérance de vie entre provinces en Chine en 2013, ou de la Moldavie à Cuba

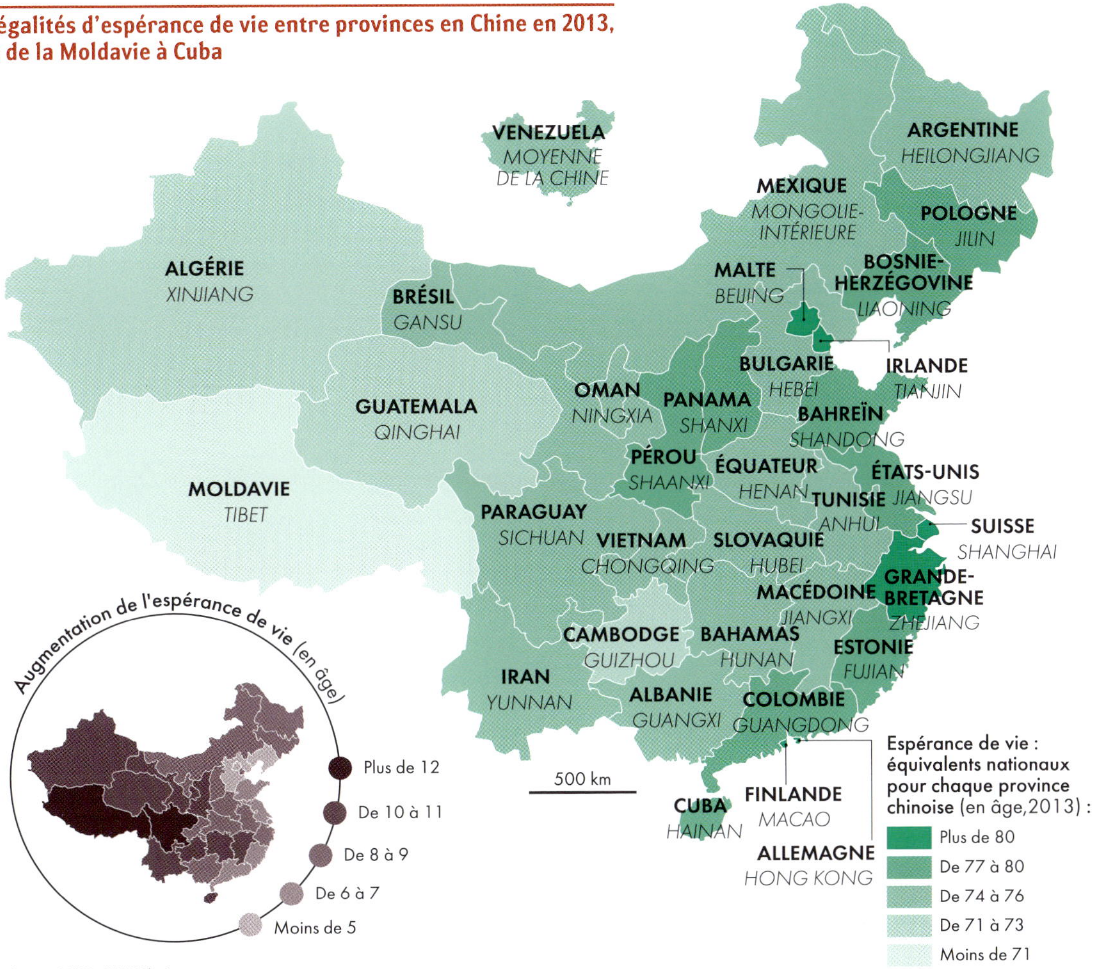

VENEZUELA
MOYENNE DE LA CHINE

ARGENTINE
HEILONGJIANG

MEXIQUE
MONGOLIE-INTÉRIEURE

POLOGNE
JILIN

BOSNIE-HERZÉGOVINE
LIAONING

ALGÉRIE
XINJIANG

BRÉSIL
GANSU

MALTE
BEIJING

BULGARIE
HEBEI

IRLANDE
TIANJIN

OMAN
NINGXIA

PANAMA
SHANXI

BAHREÏN
SHANDONG

GUATEMALA
QINGHAI

PÉROU
SHAANXI

ÉQUATEUR
HENAN

ÉTATS-UNIS
JIANGSU

TUNISIE
ANHUI

MOLDAVIE
TIBET

PARAGUAY
SICHUAN

VIETNAM
CHONGQING

SLOVAQUIE
HUBEI

SUISSE
SHANGHAI

MACÉDOINE
JIANGXI

GRANDE-BRETAGNE
ZHEJIANG

CAMBODGE
GUIZHOU

BAHAMAS
HUNAN

ESTONIE
FUJIAN

IRAN
YUNNAN

ALBANIE
GUANGXI

COLOMBIE
GUANGDONG

CUBA
HAINAN

FINLANDE
MACAO

ALLEMAGNE
HONG KONG

500 km

Augmentation de l'espérance de vie (en âge)

- Plus de 12
- De 10 à 11
- De 8 à 9
- De 6 à 7
- Moins de 5

Espérance de vie : équivalents nationaux pour chaque province chinoise (en âge, 2013) :

- Plus de 80
- De 77 à 80
- De 74 à 76
- De 71 à 73
- Moins de 71

Source : WHO, IHME, The Lancet

équivalent international : sans quitter la Chine, on peut ainsi aller de la Suisse à la Moldavie.

Ces inégalités sont à l'encontre des principes d'égalité entre citoyens, particulièrement dans ces pays centralisés prétendant à une forte unité nationale. Pour les réduire, il faudrait promouvoir des politiques cherchant l'équité, c'est-à-dire allouant proportionnellement plus de ressources aux territoires qui en ont le plus besoin. Mais il se pourrait que les moyens mobilisés pour ces « discriminations positives » soient utilisés avec plus d'efficience dans les zones les plus peuplées, touchant donc plus de personnes. La réponse donnée sera bien sûr moins technique que politique.

Inégalités de PIB entre provinces en Chine en 2010, ou de l'Éthiopie à la Suisse

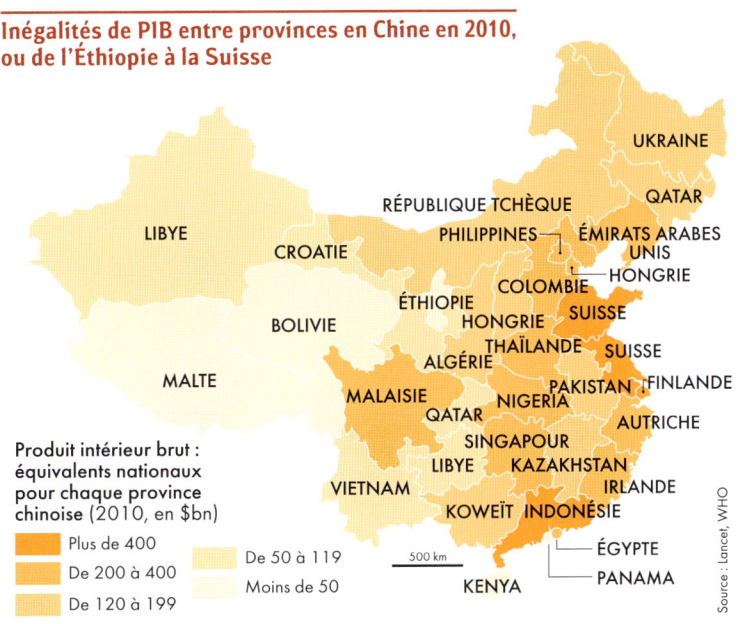

UKRAINE

QATAR

RÉPUBLIQUE TCHÈQUE

PHILIPPINES

ÉMIRATS ARABES UNIS

LIBYE

CROATIE

COLOMBIE

HONGRIE

ÉTHIOPIE

HONGRIE

SUISSE

BOLIVIE

THAÏLANDE

SUISSE

ALGÉRIE

MALTE

PAKISTAN

FINLANDE

MALAISIE

NIGERIA

AUTRICHE

QATAR

SINGAPOUR

LIBYE

KAZAKHSTAN

VIETNAM

IRLANDE

KOWEÏT

INDONÉSIE

ÉGYPTE

PANAMA

KENYA

Produit intérieur brut : équivalents nationaux pour chaque province chinoise (2010, en $bn) :

- Plus de 400
- De 200 à 400
- De 120 à 199
- De 50 à 119
- Moins de 50

500 km

Source : Lancet, WHO

Inégalités socio-géographiques et santé aux États-Unis et au Brésil

De la taille de continents, les États-Unis et le Brésil sont des pays physiquement, socialement et culturellement hétérogènes, définissant des régions très typées. Ils sont tous deux caractérisés par de grandes inégalités sociales, à forte composante « ethnique ».

Ces deux pays ont aussi en commun d'avoir des systèmes d'informations statistiques dont le niveau de détail, et la facilité d'accès, est sans équivalent en France. Ils permettent, par exemple, de mesurer les états de santé, les niveaux de scolarisation, de qualification professionnelle en fonction de « l'ethnie/la race » déclarée par la personne interrogée. Les risques d'essentialisation de traits « ethniques », ou pire de réification de « races humaines » sont évidents et bloquent ce genre d'enregistrement en France.

Aux États-Unis, une situation plus complexe qu'il n'y paraît...

Toutes les recherches menées aux États-Unis soulignent le lien très fort entre niveau socio-économique et état de santé. Chaque statistique sanitaire ou sociale indique aussi que la population noire est moins bien lotie que la population blanche. C'est vrai de la mortalité infantile, du taux de grossesses précoces, du bénéfice d'une assurance santé, etc.

Des travaux menés à l'université de Berkeley ont même montré qu'une fois ajustés sur l'âge, le sexe, le niveau scolaire, et le revenu, il restait un effet couleur de peau dans le taux de recours aux soins !

Les espérances de vie varient fortement d'un État à l'autre aux États-Unis, de plus de 8 ans entre les États du Sud, et les États du Nord-Est et de la Californie. Une cartographie à l'échelle des comtés confirme ces inégalités qui sont en fait de l'ordre de 20 ans entre les plus pauvres d'Alabama, d'Arkansas et du Mississippi, et les plus riches du Colorado et de

Californie. Il faut noter que cette géographie n'est pas celle des densités de population ni celle qui oppose classiquement le nord-est industriel, à la Sunbelt méridionale, et au Midwest plus rural.

Les données recueillies aux États-Unis permettent d'ajuster ces cartes aux niveaux de revenu, et une standardisation sur l'âge, le sexe et la « race ».

Ces standardisations faites, il apparaît des amplitudes comparables, de l'ordre de 3 ans, entre les plus riches, comme entre les plus pauvres, selon une géographie pas fondamentalement différente de la géographie générale des espérances de vie, avec toutefois de plus grandes différences entre riches et pauvres dans l'axe allant de Chicago au Tennessee, mais moindres en Californie. Autrement dit, ces cartes ne s'expliquent pas seulement par des différences de revenus, ou de compositions « raciales », mais par un ensemble de variables se rapportant à des effets de lieux. Il y a donc combinaison de plusieurs facteurs : le niveau socio-économique, « l'ethnie », et... la localisation géographique.

Au Brésil, une mortalité à l'image des fractures territoriales

Un constat assez proche peut être établi au Brésil. Le recensement réalisé en 2010 montre qu'à l'échelle des *municipios*, le pays présente de fortes disparités dans l'espérance de vie à la naissance de ces habitants, celle-ci s'étendant entre un minimum de 65,3 ans et un maximum de 78,6 ans. Ainsi, 13,3 ans d'espérance de vie séparent les *municipios* aux deux extrémités de

L'espérance de vie aux États-Unis

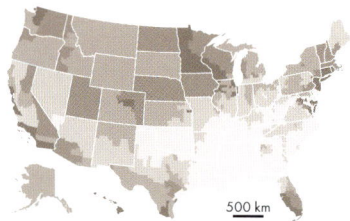

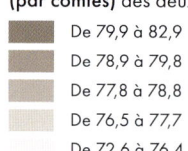

Espérance de vie à la naissance (par comtés) des deux sexes

- De 79,9 à 82,9
- De 78,9 à 79,8
- De 77,8 à 78,8
- De 76,5 à 77,7
- De 72,6 à 76,4

Source : Center for diseases Control

la distribution de cet indicateur indirect de qualité de la santé des populations. Si le sud-est du pays, poumon industriel et économique, présente les valeurs les plus élevées, celles-ci décroissent rapidement vers le nord, que ce soit dans le Nordeste ou l'espace amazonien. Même de grandes villes comme Recife ou Belém présentent des espérances vie éloignées des mégalopoles du sud que sont Rio de Janeiro et São Paulo.

Sans véritable surprise, cette hétérogénéité des espérances de vie s'inscrit en négatif du taux de pauvreté moyen des populations par *municipio*. La notion de pauvreté a été définie selon un revenu par habitant inférieur à 140 réaux (R$). Les municipios présentant ainsi le plus fort taux de ménages pauvres sont très majoritairement localisés dans le Nordeste et en Amazonie, grands ensembles régionaux qui présentent donc les espérances de vie à la

Inégalités et espérances de vie au Brésil

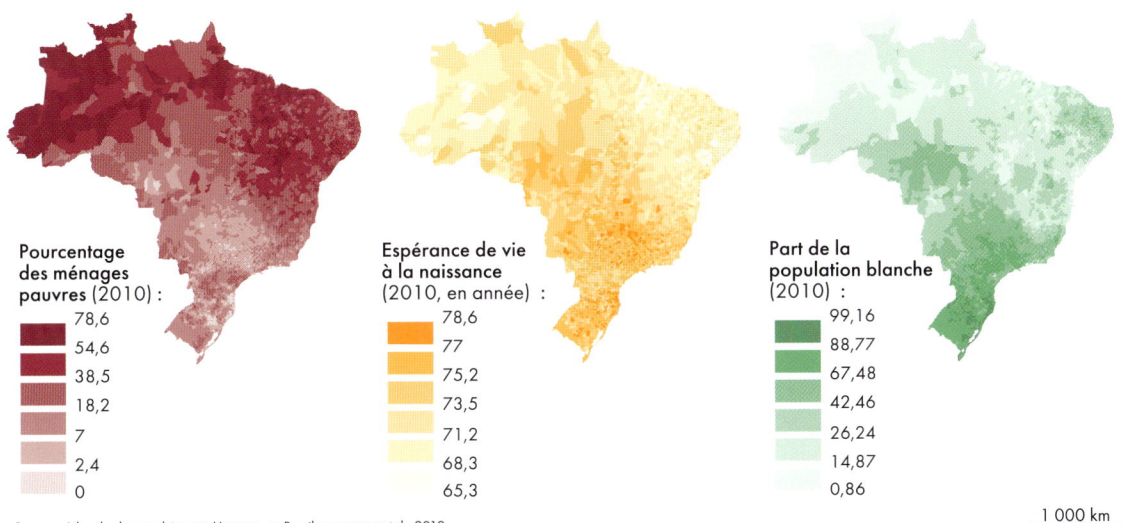

Pourcentage des ménages pauvres (2010) :
- 78,6
- 54,6
- 38,5
- 18,2
- 7
- 2,4
- 0

Espérance de vie à la naissance (2010, en année) :
- 78,6
- 77
- 75,2
- 73,5
- 71,2
- 68,3
- 65,3

Part de la population blanche (2010) :
- 99,16
- 88,77
- 67,48
- 42,46
- 26,24
- 14,87
- 0,86

1 000 km

Source : Atlas do desenvolvimento Humano no Brasil, recensement de 2010.

Inégalités et espérances de vie aux États-Unis

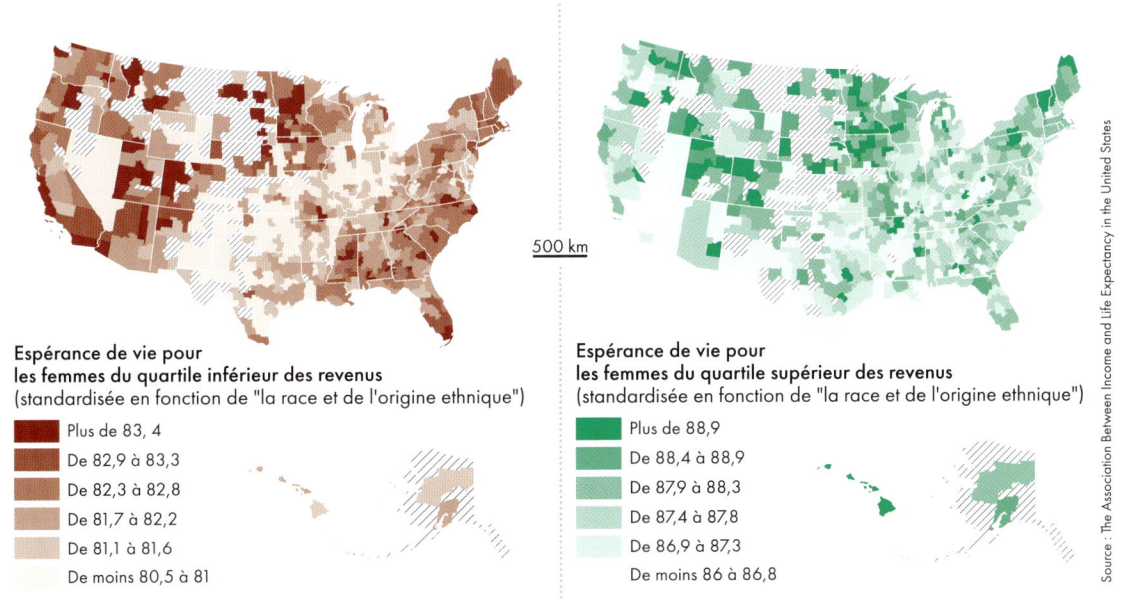

500 km

Espérance de vie pour les femmes du quartile inférieur des revenus
(standardisée en fonction de "la race et de l'origine ethnique")
- Plus de 83, 4
- De 82,9 à 83,3
- De 82,3 à 82,8
- De 81,7 à 82,2
- De 81,1 à 81,6
- De moins 80,5 à 81

Espérance de vie pour les femmes du quartile supérieur des revenus
(standardisée en fonction de "la race et de l'origine ethnique")
- Plus de 88,9
- De 88,4 à 88,9
- De 87,9 à 88,3
- De 87,4 à 87,8
- De 86,9 à 87,3
- De moins 86 à 86,8

Source : The Association Between Income and Life Expectancy in the United States

naissance les plus faibles. *A contrario*, ce taux de pauvreté est globalement faible dans la moitié sud du pays où l'on vit le plus longtemps.

Le taux de chômage moyen des villes brésiliennes a diminué de moitié entre 2006 et 2014, passant de 10 % à 4,8 % avant de remonter à 6,8 en 2015. Si cette tendance évolue de manière généralisée à l'échelle des différentes villes du pays, celles du nord comme Recife et Salvador stagnent à un niveau plus élevé que la moyenne avec respectivement 8,7 % et 11,0 %

en 2010 contre 5,6 et 7,0 % à Rio de Janeiro et São Paulo, les grandes métropoles du sud.

De grandes tendances régionales peuvent donc être observées, liant dynamisme économique des régions, niveau de pauvreté et espérance de vie à la naissance même si ces contrastes présentent des profils loin d'être homogènes. On peut cependant constater que ces tendances s'observent aussi bien pour les zones rurales qu'urbaines. Ces dernières semblent ainsi renvoyer plus vers le contexte dans

lequel elles s'inscrivent que vers une spécificité du fait urbain à l'échelle du Brésil.

Pour autant la relation n'est pas totalement linéaire, ouvrant des pistes à une réflexion et des études portant sur la relation complexe entre pauvreté et santé par une caractérisation de la diversité des situations face à la scolarité ou à l'appartenance ethnique sans exclure d'autres déterminants et ce à des échelles fines et dans des situations discriminées.

Inégalités de santé intra-urbaines dans les pays du Nord

Si la situation sanitaire dans les villes fait fréquemment l'objet d'affirmations péremptoires, négatives pour certaines (pollution, solitude, lieu de stress, cherté de l'accès aux soins, violence, etc.), positives pour d'autres (offre de soin diversifiée et accessible, hygiène des logements, etc.), les premières prévalent.

Le code postal est plus prédictif que le code génétique

Une autre idée reçue voudrait que la situation sanitaire soit meilleure dans les villes petites ou moyennes, où l'environnement serait meilleur. Les travaux menés montrent pourtant qu'il n'y a pas de différences majeures selon le nombre d'habitants, et que les chiffres les plus favorables seraient plutôt le fait des plus grandes villes ! Cette mauvaise réputation fait écho à l'histoire de villes pestilentielles du Moyen Âge, et des villes polluées des époques modernes et contemporaines. D'autres critères que la taille pourraient être retenus, comme l'appartenance régionale, les fonctions sociales et économiques, etc. Mais surtout l'idée même de taux moyens s'appliquant à des villes hétérogènes, marquées par de fortes segmentations sociales et territoriales n'a pas beaucoup de sens. Pas plus que celle qu'il y aurait une santé urbaine, alors même que les inégalités entre villes et campagnes sont fréquemment inférieures aux inégalités entre villes, elles-mêmes inférieures aux inégalités intra-urbaines.

L'opposition entre sous-ensembles d'une même ville (est vs ouest, centre vs périphérie) est une constante en Europe, comme en témoigne le gradient de mortalité le long de la ligne du Jubilée à Londres : à 7 stations de métro d'écart, la population masculine perd plus de 6 ans d'espérance de vie !

De fortes inégalités sur de petits espaces

L'Île-de-France, région la plus riche du pays et majoritairement urbaine, n'échappe pas à la règle. Elle voit s'opposer les hauts revenus des ménages

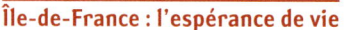

Île-de-France : l'espérance de vie

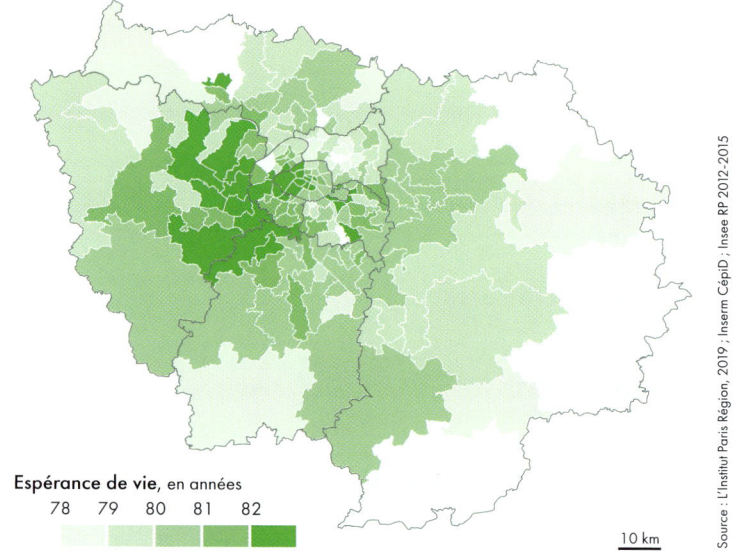

Espérance de vie, en années

78   79   80   81   82

Source : L'Institut Paris Région, 2019 ; Inserm CépiD ; Insee RP 2012-2015

10 km

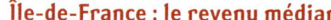

Île-de-France : le revenu médian

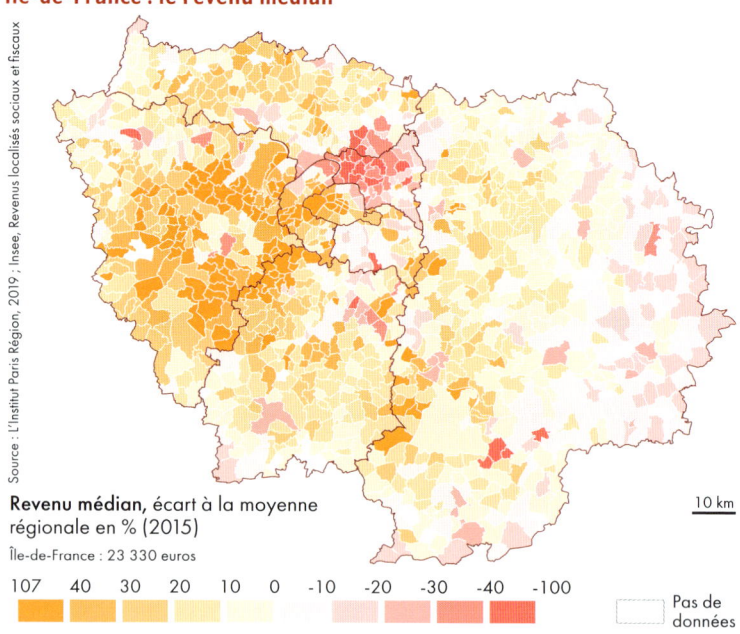

Source : L'Institut Paris Région, 2019 ; Insee, Revenus localisés sociaux et fiscaux

Revenu médian, écart à la moyenne régionale en % (2015)

Île-de-France : 23 330 euros

107   40   30   20   10   0   -10   -20   -30   -40   -100

Pas de données

10 km

habitant l'ouest à la précarité de ceux vivant dans l'est et le nord-est. Mais ces inégalités atteignent des proportions exceptionnellement fortes, variant selon les communes de plus 100 % à moins 100 % par rapport à la médiane des revenus !

Sans surprise, cette opposition géographique est la même que celle qui marque les différences d'espérances de vie, de l'ordre de 6 ans pour les hommes comme pour les femmes. Cette opposition se retrouve, atténuée, entre l'ouest et l'est de la capitale. Une carte réalisée par S. Rican révèle les correspondances entre ségrégation urbaine et espérance de vie entre centres et périphéries : centre aisé *vs* banlieues pauvres (Paris, Lyon, Toulouse), centre pauvre *vs* périphéries riches (Saint-Étienne) ; mais aussi des villes avec de plus faibles inégalités entre centre et périphéries quand l'espace est moins segmenté, avec des valeurs favorables (Centre-Ouest), ou défavorables (Nord-Pas de Calais). On note une forte composante régionale dans ces profils, deux villes d'une même région, quelle que soit leur taille, se ressemblant généralement plus que deux villes de taille équivalente mais géographiquement éloignées. Cette observation vaut pour les profils de morbidité comme de causes de décès. Des observations analogues peuvent être faites sur les villes américaines, y compris dans le très riche État de Californie. À San Francisco, l'opposition de taux de pauvreté trouve sa traduction dans des différences d'espérance de vie supérieures de 6 ans. Et c'est encore plus marqué à Los Angeles, où les inégalités socio-spatiales sont plus fortes : les riverains des beaux quartiers de Beverly Hills ont une espérance de vie supérieure de 12 ans à ceux des quartiers de South East et autre Westlake.

Des évolutions difficiles à expliquer

Leur amélioration peut signifier un changement de la composition sociale de la population (exclusion des plus pauvres) ; la stagnation voire la régression n'est pas forcément signe d'actions entreprises, si les moins pauvres sont partis s'installer ailleurs, et que des plus pauvres sont arrivés.

Il n'y a donc pas plus de déterminisme urbain que de lois de l'espace, mais des processus d'urbanisation plus ou moins générateurs d'inégalités, plus ou moins favorables à la santé.

Los Angeles : les inégalités face aux décès par AVC

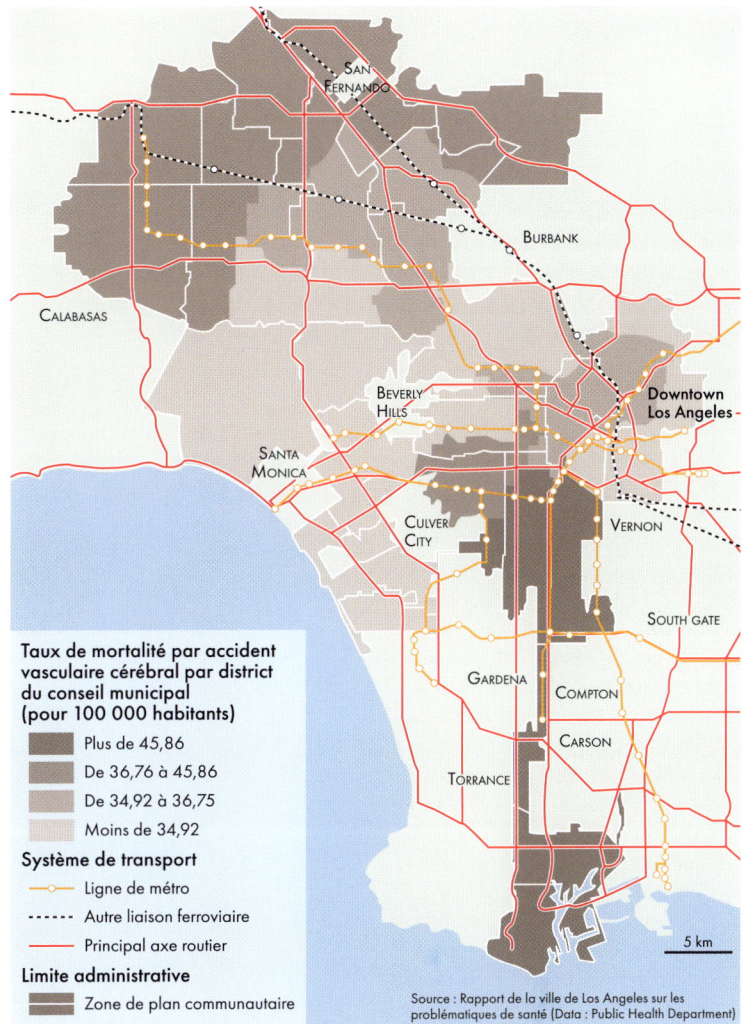

Taux de mortalité par accident vasculaire cérébral par district du conseil municipal (pour 100 000 habitants)
- Plus de 45,86
- De 36,76 à 45,86
- De 34,92 à 36,75
- Moins de 34,92

Système de transport
- Ligne de métro
- Autre liaison ferroviaire
- Principal axe routier

Limite administrative
- Zone de plan communautaire

Source : Rapport de la ville de Los Angeles sur les problématiques de santé (Data : Public Health Department)

Londres : espérances de vie le long d'une ligne de métro

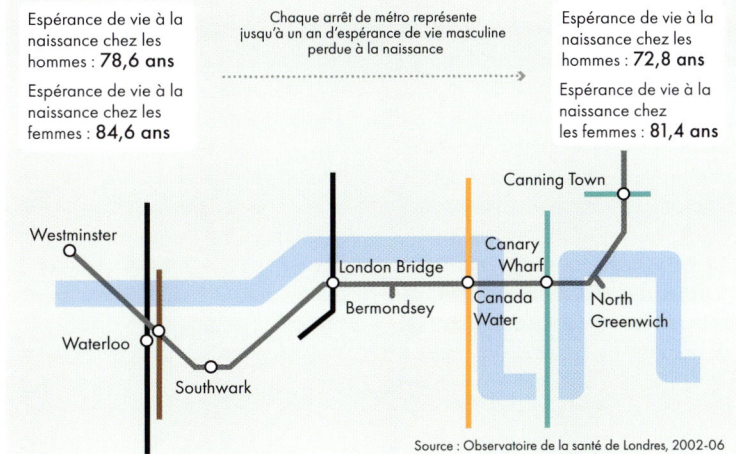

Espérance de vie à la naissance chez les hommes : **78,6 ans**
Espérance de vie à la naissance chez les femmes : **84,6 ans**

Chaque arrêt de métro représente jusqu'à un an d'espérance de vie masculine perdue à la naissance

Espérance de vie à la naissance chez les hommes : **72,8 ans**
Espérance de vie à la naissance chez les femmes : **81,4 ans**

Source : Observatoire de la santé de Londres, 2002-06

Inégalités de santé intra-urbaines dans les pays du Sud

Les villes des pays du Sud sont l'objet de préjugés, comme celui affirmant que l'urbanisation étant une étape vers la modernité par une occidentalisation des modes de vie, les villes seraient les avant-postes des transitions démographique, nutritionnelle et épidémiologique.
Or, leur hétérogénéité est telle qu'il faut travailler à des échelles très fines pour bien évaluer les états de santé des citadins.

La géographie du paludisme à Ouagadougou, capitale du Burkina Faso, comme celle des espérances de vie dans les villes sud-américaines témoignent de ces inégalités.

Processus d'urbanisation et paludisme

Si les maladies vectorielles ont longtemps été perçues comme liées au milieu rural, il apparaît désormais qu'il faut compter avec elles en ville. Et le paludisme ne fait pas exception. Certes, il y est moins prévalent du fait d'un contact homme-vecteur moins étroit, et de l'accès à des moyens de protection et de traitement plus aisés. Cependant, la distribution intra-urbaine de la maladie est inégale au sein d'une même ville, les vecteurs ne trouvant pas partout les conditions de leur développement et la maladie celle de son expression. Dans le cas des anophèles, les moustiques vecteurs du paludisme, les bas-fonds constituent des espaces propices au développement des stades aquatiques de ces moustiques. Ces espaces inondables sont très souvent aménagés pour le maraîchage ou encore utilisés comme carrière pour la fabrication des briques de banco pour la construction des maisons. Ainsi, selon le contexte, la transmission du paludisme peut être reléguée aux marges de la ville supposées plus rurales que son centre, comme à Ouagadougou où les prévalences les plus fortes sont observées en périphérie. Ailleurs, le paludisme pourra être retrouvé au cœur de la ville, dès lors que les conditions s'y prêteront. Au sein d'un même quartier, l'exposition

Zones à risque de paludisme pour les enfants de moins de 5 ans dans 3 quartiers de Bobo-Dioulasso en 2013

DOGONA

SECTEUR 25

TOUNOUMA

YEGUERE

Risque élevé de paludisme

Faible risque de paludisme

500 m

Source : Santinelles, 2013

au risque est également inégale, révélant des hétérogénéités à échelle très fine qui ne s'expliquent pas seulement par la proximité d'un bas-fond. Le rôle de l'environnement social et culturel (niveau d'éducation, accès aux soins, utilisation des moustiquaires, etc.) n'est pas à négliger, soulignant ainsi l'importance d'aborder les questions de santé de façon intersectorielle comme le recommande l'approche « la santé dans toutes les politiques ».

Les liens entre agriculture urbaine et paludisme posent des problèmes en termes de contrôle de la transmission de la maladie : si les pays occidentaux ont su éradiquer le paludisme par l'assèchement des zones marécageuses, une telle stratégie ne peut être envisagée dans les pays du Sud où les

activités développées dans ce type d'espace sont génératrices de revenus pour une part importante de la population, particulièrement féminine, contribuant à l'approvisionnement des villes en produits vivriers, favorisant donc la sécurité alimentaire.

Segmentations socio-spatiales et espérances de vie

L'Amérique du Sud est à la fois une des régions les plus urbanisées du monde, et celle où les inégalités sociales de tous genres sont les plus fortes. Les inégalités sont fortement corrélées au degré d'éducation, au niveau socio-économique, au statut socio-culturel, à l'accès aux services, particulièrement discriminant pour les peuples indigènes. Les inégalités de santé sont fonction de la sévérité des segmentations socio-spatiales de la ville, faisant que les espérances de vie à la naissance des hommes varient de 4 ans entre différents quartiers de Belo Horizonte, et de presque 11 ans à Mexico ! Ces différences sont donc un puissant descripteur des systèmes socio-spatiaux en place, d'autant que, globalement, ces caractères valent pour les hommes comme pour les femmes.

Les compositions spatiales de ces déterminants de santé sont variées, de quartiers favorisés en tout à des quartiers défavorisés en tout, selon des agencements spatiaux propres à chaque famille de ville, avec des oppositions entre un centre pauvre et des périphéries plus favorisées à Mexico ; un centre aisé et des périphéries pauvres à Buenos Aires et Santiago.

Ainsi, dans les pays du Sud comme ceux du Nord, la question centrale est celle des liens entre ségrégation socio-spatiale, environnement et santé.

Prévalences du paludisme chez les enfants de 0 à 12 ans à Ouagadougou en 2004

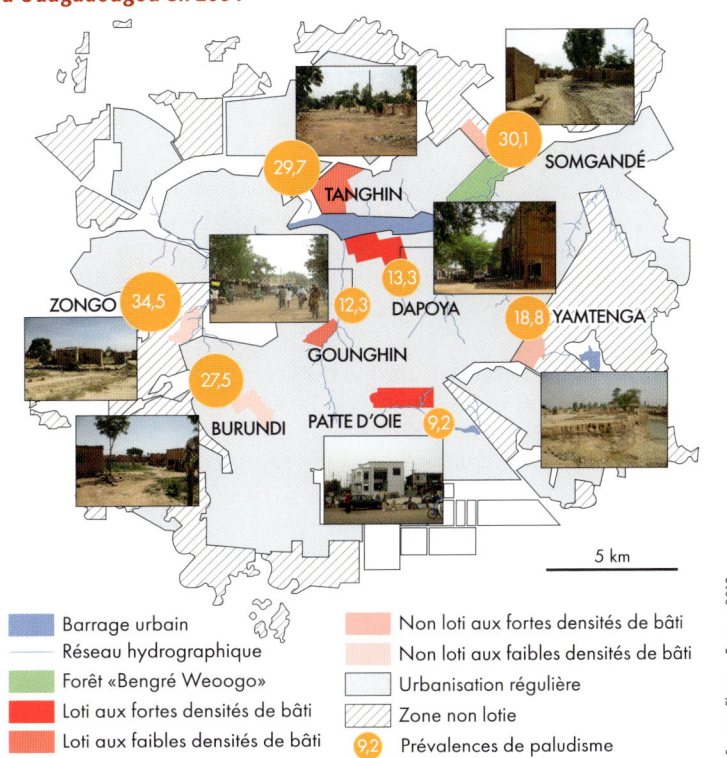

Source : Florence Fournet, 2019

Légende :
- Barrage urbain
- Réseau hydrographique
- Forêt «Bengré Weoogo»
- Loti aux fortes densités de bâti
- Loti aux faibles densités de bâti
- Non loti aux fortes densités de bâti
- Non loti aux faibles densités de bâti
- Urbanisation régulière
- Zone non lotie
- 9,2 Prévalences de paludisme

Comparaison des espérances de vie entre les hommes et les femmes en Amérique latine

	Buenos Aires	Belo Horizonte	Santiago	San José	Mexico City	Panama City
HOMMES						
Espérances de vie	72,5	71,3	76,0	76,6	69,9	74,9
Différences entre quartiers extrêmes	70,4 à 74,8 (4,4)	68,7 à 72,7 (4,0)	72,3 à 81,2 (8,9)	74,5 à 78,5 (3,9)	66,2 à 77,1 (10,9)	71,0 à 80,8 (9,8)
FEMMES						
Espérances de vie	80,3	81,2	82,8	83,5	75,2	84,3
Différences entre quartiers extrêmes	77,1 à 82,8 (5,8)	76,7 à 83,2 (6,5)	78,0 à 95,7 (17,7)	81,9 à 84,9 (3,0)	71,6 à 81,0 (9,4)	81,3 à 92,5 (11,2)

Espérances de vie féminine à Buenos-Aires, Santiago et Mexico

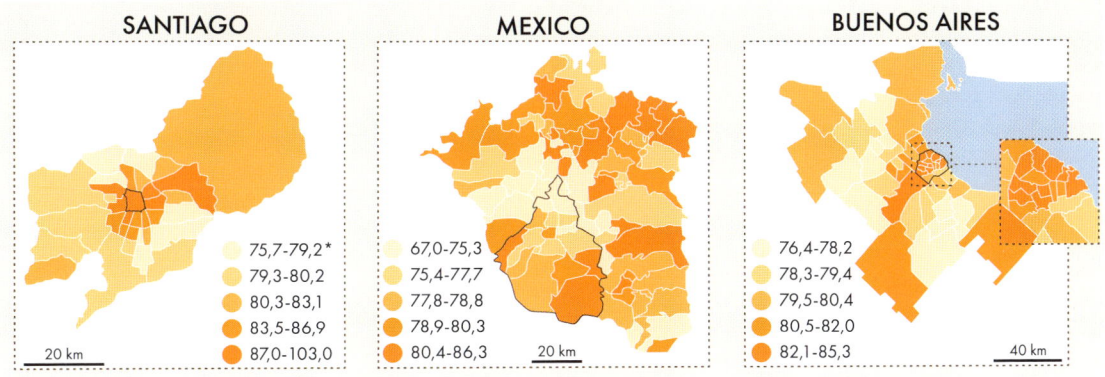

SANTIAGO
- 75,7-79,2*
- 79,3-80,2
- 80,3-83,1
- 83,5-86,9
- 87,0-103,0

MEXICO
- 67,0-75,3
- 75,4-77,7
- 77,8-78,8
- 78,9-80,3
- 80,4-86,3

BUENOS AIRES
- 76,4-78,2
- 78,3-79,4
- 79,5-80,4
- 80,5-82,0
- 82,1-85,3

*(en années)

Source : Bilal et al, « Inequalities in life expectancy in six large Latin American cities from the SALURBAL study: an ecological analysis » The Lancet, 2019

Offre, accessibilité et accès aux soins en France

La presse se fait régulièrement l'écho d'inquiétudes, voire de protestations devant la fermeture de structures de soins, tandis que les autorités sanitaires affirment immanquablement qu'il s'agit d'assurer à tous une meilleure qualité des soins.

Le système de soins est plus souvent évalué sur des indicateurs d'offre, d'activité, de rentabilité, de satisfaction de la demande, que selon l'adéquation entre offre, qualité des soins et satisfaction des besoins. Cette approche libérale trouve sa traduction dans les indicateurs de suivis.

La localisation et la caractérisation d'une offre (compétences, prix, lits, etc.) donnent une image de l'accessibilité virtuelle aux soins qui ne tient pas compte des déterminants sociaux, économiques, culturels du recours. La mesure de l'activité d'une structure (volume de patients, profils démo-sanitaires, etc.), de ses aires d'attractions, ne rend compte que de… l'activité, et pas de la couverture sanitaire de la population. Il faudrait analyser à échelle fine, et en population générale, le service rendu par ces structures, et, partant des lieux d'habitation, caractériser les recours pour comprendre l'usage qui est fait de l'offre par les populations et ainsi confronter l'activité de soins observée et l'activité attendue – en fonction de la structure par âge et sexe, les incidences et prévalences connues, etc. – pour juger de la satisfaction des besoins. Une telle approche est contradictoire avec celles qui veulent faire du soin une activité rentable, favorisant les concurrences délétères entre établissements, et dévoyant des pratiques médicales incitées aux actes rémunérateurs. De même, on oublie trop souvent que le système de soins est un facteur important de l'agencement et du fonctionnement des territoires, une composante essentielle de l'activité économique, et d'une façon générale de l'attractivité. Une mesure visant à concentrer l'offre pour garantir une meilleure technicité des gestes chirurgicaux pourrait être

une mauvaise décision si l'hôpital visé est le premier employeur de la ville, premier agent de sous-traitance, pourvoyeur d'enfants dans les écoles, etc. Ces dimensions ne sont pas plus prises en compte par les autorités sanitaires en France, qu'elles ne le sont par le ministère de la Justice quand il ferme des tribunaux, ou celui de la Défense quand il restructure son parc de casernes, souvent sur les mêmes territoires.

Organiser une offre de soins équitable ?

Trois types de besoins de soins requérant des réponses spécifiques sont étudiés : l'accès au généraliste, à une

maternité, et une unité d'urgence susceptible de prendre en charge des accidents vasculaires cérébraux.

De simples densités de médecins généralistes ne rendent pas compte de la complexité d'un système de tarification par secteurs, de la charge de travail, du travail à temps partiel, etc., et ne traduisent pas l'accessibilité réelle aux soins primaires. L'IRDES a proposé un indicateur d'accessibilité potentielle localisée, qui tient compte de cette complexité. La carte du CGET fait apparaître de grandes inégalités d'accessibilité potentielle, superposant offre médicale faible et zones de déprises démographiques (diagonale du vide, marges

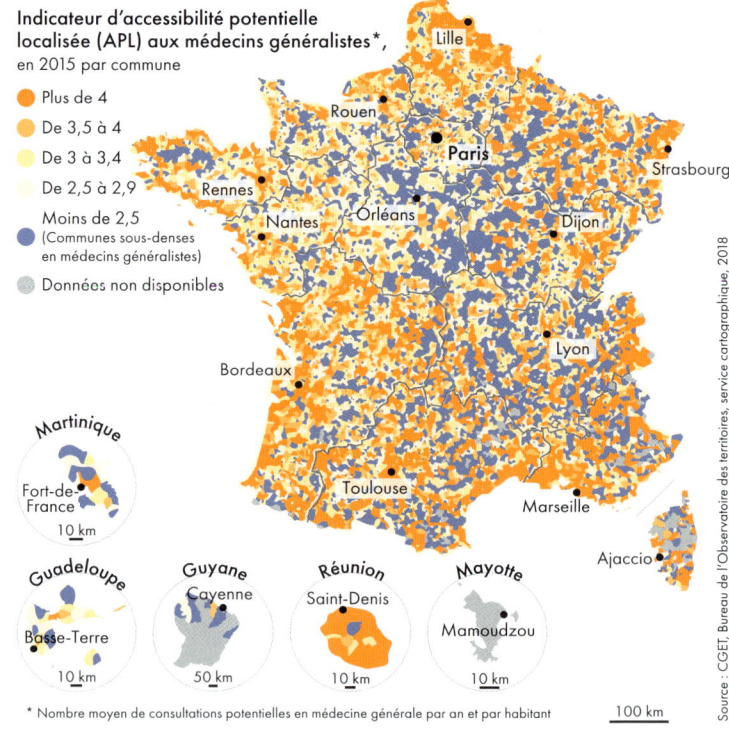

L'accessibilité aux médecins de proximité

Indicateur d'accessibilité potentielle localisée (APL) aux médecins généralistes*, en 2015 par commune

- Plus de 4
- De 3,5 à 4
- De 3 à 3,4
- De 2,5 à 2,9
- Moins de 2,5 (Communes sous-denses en médecins généralistes)
- Données non disponibles

Martinique — Fort-de-France — 10 km
Guadeloupe — Basse-Terre — 10 km
Guyane — Cayenne — 50 km
Réunion — Saint-Denis — 10 km
Mayotte — Mamoudzou — 10 km

* Nombre moyen de consultations potentielles en médecine générale par an et par habitant

100 km

Source : CGET, Bureau de l'Observatoire des territoires, service cartographique, 2018

départementales), mais aussi aux territoires en grande difficulté sociale comme en Seine-Saint-Denis, et dans certains départements d'outre-mer. Autrement dit, c'est le plus souvent dans les zones en difficulté socio-économique que l'offre est la moins dense. Les hospitaliers s'inquiètent aussi fréquemment de la détérioration de leurs conditions d'exercice qui mettent en cause la sécurité des patients.

Le parc hospitalier français est pourtant exceptionnellement riche, ne comptant pas moins de 1 364 établissements publics, 1 002 cliniques privées et 680 établissements privés à but non lucratif, en 2017. On observe simultanément une diminution du nombre d'établissements de santé, et une augmentation du nombre de prises en charge hospitalières dans toutes les disciplines, sous l'effet du vieillissement de la population et de la hausse du nombre de patients atteints de maladies chroniques ou de pluripathologies.

Les hôpitaux doivent répondre simultanément, et de façon cohérente, à des besoins aussi variés que l'urgence vitale, la prise en charge de pathologies chroniques, la chirurgie sophistiquée, les accouchements plus ou moins à risques, etc.

L'inégal accès aux unités de soins d'urgence vasculaires cérébraux

L'inégalité médicale du traitement des AVC

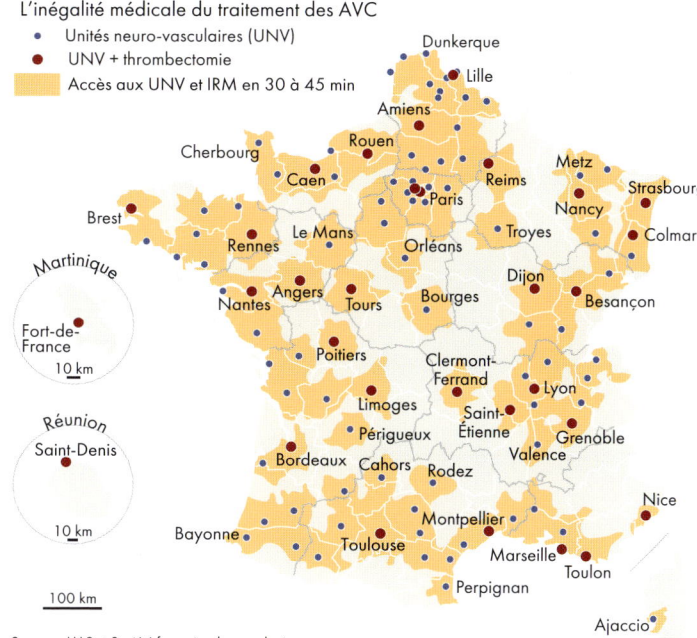

Sources : HAS et Société française de neurologie

Le délai de prise en charge d'urgence

La carte croisant offre de prise en charge des AVC et temps d'accès à ces services indique des pertes de chances car une prise en charge en moins d'une heure améliore significativement le pronostic du patient. L'offre dense et accessible des grandes métropoles s'oppose à celle plus faible des petites villes et zones rurales, ce qui pose une vraie question d'équité citoyenne dans l'accès à ce type de soins. En outre, il faudrait évaluer les inégalités intra-urbaines où les temps d'accès sont fonction de la localisation et des encombrements, comme l'ont montré les travaux de K. Tazarourte sur la prise en charge des urgences en Île-de-France.

La carte des temps d'accès aux maternités pose des problèmes identiques : les inégalités de temps d'accès à la plus proche maternité sont importantes, et le sont encore plus pour des maternités de niveau 2 et 3, offrant des soins spécialisés. Cette offre doit en outre être adaptée à des soins qui ne peuvent être programmés, sauf quand, par commodité, on provoque les accouchements ! L'allocation d'offre de soins par les autorités sanitaires doit souvent répondre à des exigences contradictoires, entre équité, qualité et efficience. La rationalité économique fait que les moyens vont aux zones déjà bien dotées : comme on le dit dans le Salersois « il pleut toujours où c'est mouillé ».

Le temps d'accès aux maternités

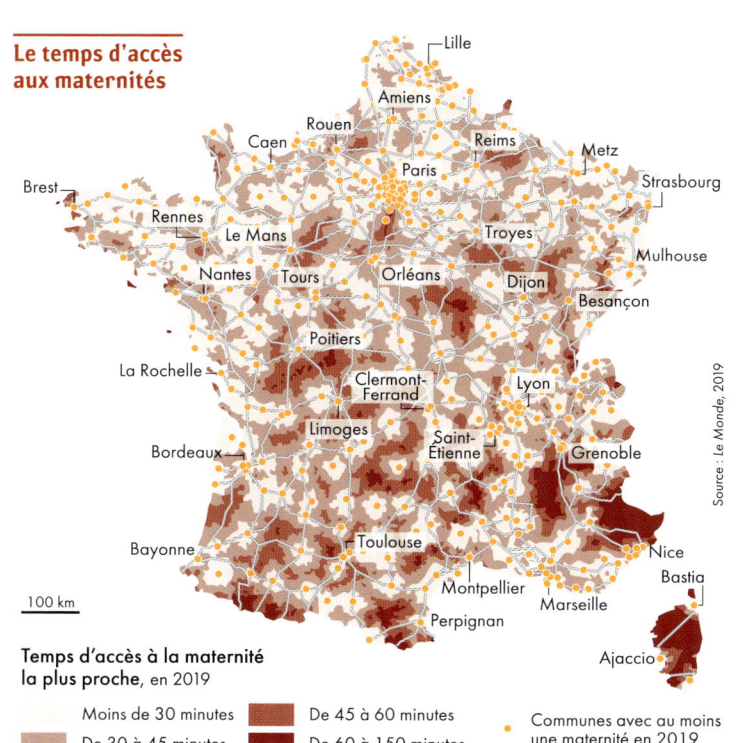

Source : Le Monde, 2019

Temps d'accès à la maternité la plus proche, en 2019

- Moins de 30 minutes
- De 30 à 45 minutes
- De 45 à 60 minutes
- De 60 à 150 minutes
- Communes avec au moins une maternité en 2019

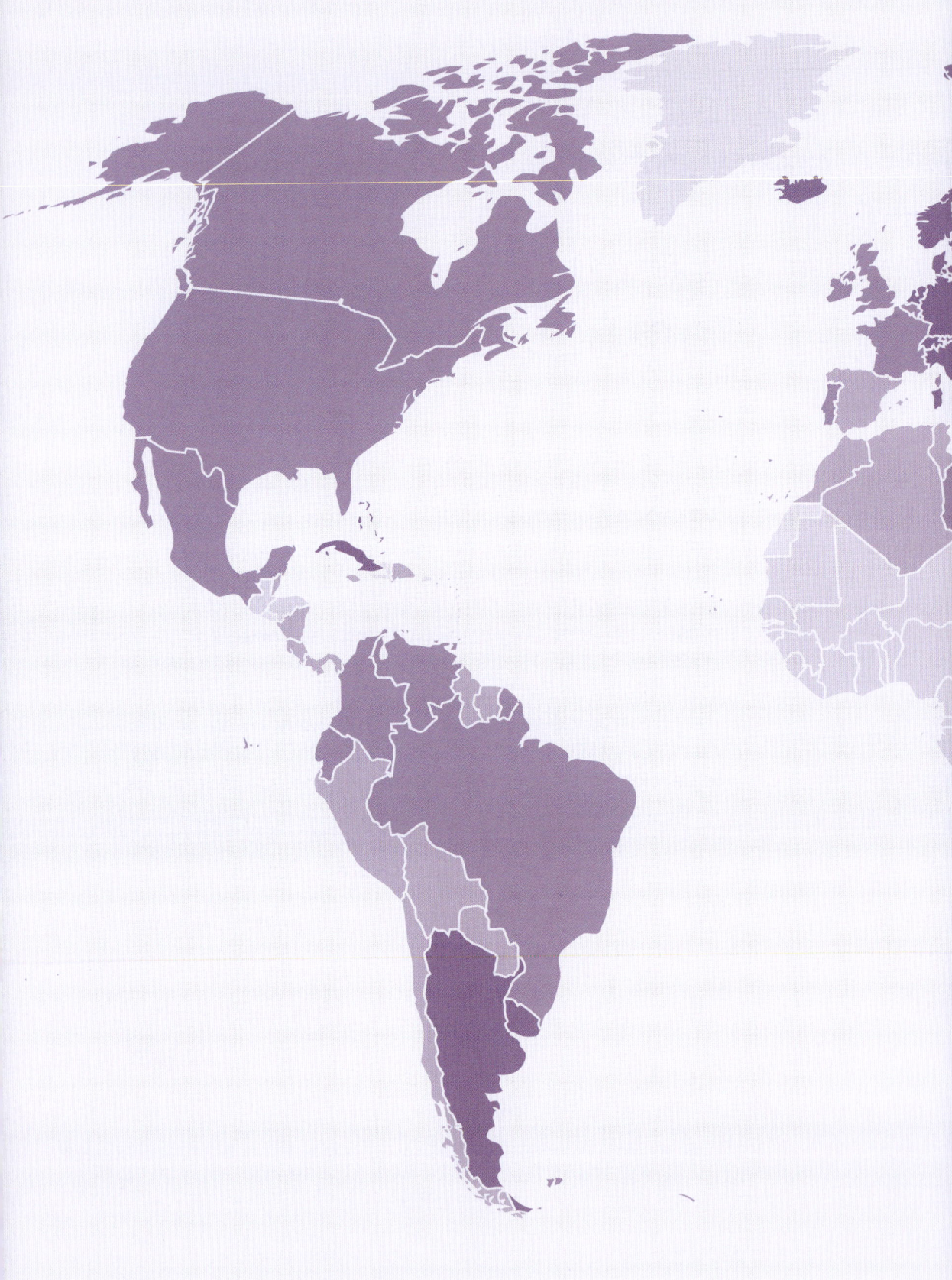

Les défis du nouveau millénaire

Cette quatrième partie traite de quelques-uns des grands défis sanitaires du nouveau millénaire : malbouffe, émergences et diffusion de maladies, qualité de l'air, impact du changement climatique, et le développement des antibiorésistances. L'épidémie du coronavirus (Covid-19) partie de Chine, touche le monde entier. Si la mesure de la gravité épidémiologique n'est pas encore cernée, il est en revanche possible d'affirmer que les conséquences sociales, économiques et géopolitiques seront graves.

Bien d'autres sujets auraient pu être abordés, comme les menaces induites par l'utilisation inconsidérée de pesticides, le développement d'une nourriture industrialisée, de produits cosmétiques aux effets mal évalués, etc., d'autant qu'on peut craindre des « effets cocktail » de ces différentes questions cumulées sur les mêmes populations et territoires, par exemple ceux touchés par la malnutrition.

La trop-malbouffe, un risque en passe de devenir mondial (1)

L'OMS estime que la consommation insuffisante de fruits et légumes est responsable de près de 19 % des cancers gastro-intestinaux, 31 % des cardiopathies ischémiques et 11 % des accidents vasculaires cérébraux !

Nous avons vu que la population mondiale devait faire face à un double problème de malnutrition, notamment de surpoids et d'obésité, à l'origine de problèmes de santé comme le diabète, des cancers, des maladies cardiovasculaires.

Des convergences mondiales inquiétantes

En même temps que le nombre de calories consommées dans le monde croissait, presque partout la part des graisses augmentait plus vite, tandis que celle des fruits et légumes stagnait. Peu de pays échappent à cette tendance.

Cette augmentation vers des taux forts s'est confirmée en 2017 : alors que l'OMS recommande de ne pas dépasser le seuil de 15 % de graisses dans l'alimentation, la moyenne mondiale est passée à 26 %. Le processus est inégalement avancé, la consommation moyenne en Afrique subsaharienne est de 18 % contre 34 % dans les pays développés !

Cette tendance est d'autant plus inquiétante qu'elle se combine avec une consommation croissante de sucres : on observe une quasi-généralisation de surconsommation, seules l'Afrique subsaharienne et l'Asie du Sud restent encore un peu épargnées.

Les boissons sucrées constituent une source importante de sucres, particulièrement au Mexique où, en moyenne, chaque habitant en consomme 146,5 litres par an, devançant de peu le Chili et les États-Unis.

Obésité et insuffisance pondérale des enfants dans le monde

Nombre de filles (5-19 ans) obèses (en millions)

- Afrique
- Asie et Asie-Pacifique
- Amérique
- Europe

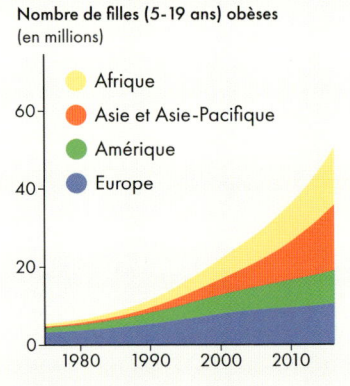

Nombre de garçons (5-19 ans) obèses (en millions)

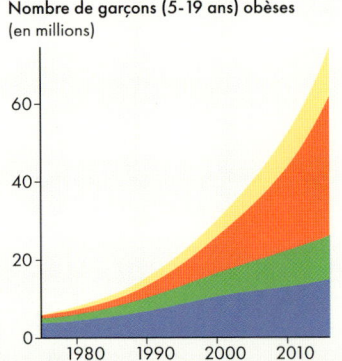

Nombre de filles (5-19 ans) présentant une insuffisance pondérale modérée ou grave (en millions)

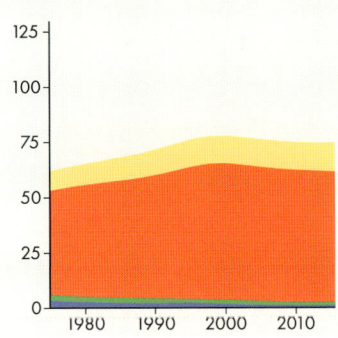

Nombre de garçons (5-19 ans) présentant une insuffisance pondérale modérée ou grave (en millions)

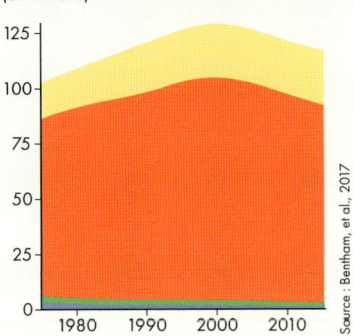

Source : Bentham, et al., 2017

Évolution des régimes alimentaires en 50 ans

	Calories/personne/jour		Part des graisses		Part des fruits et légumes	
Années	1961	2011	1961	2011	1961	2011
États-Unis	2882	3641	29 %	37 %	5 %	5 %
Chine	1415	3073	6 %	11 %	5 %	10 %
Corée	2140	3329	4 %	26 %	4 %	7 %
Monde	1085	2870	16 %	20 %	4 %	4 %

Source : Bentham, 2017

La consommation de sucres dans le monde en 2015

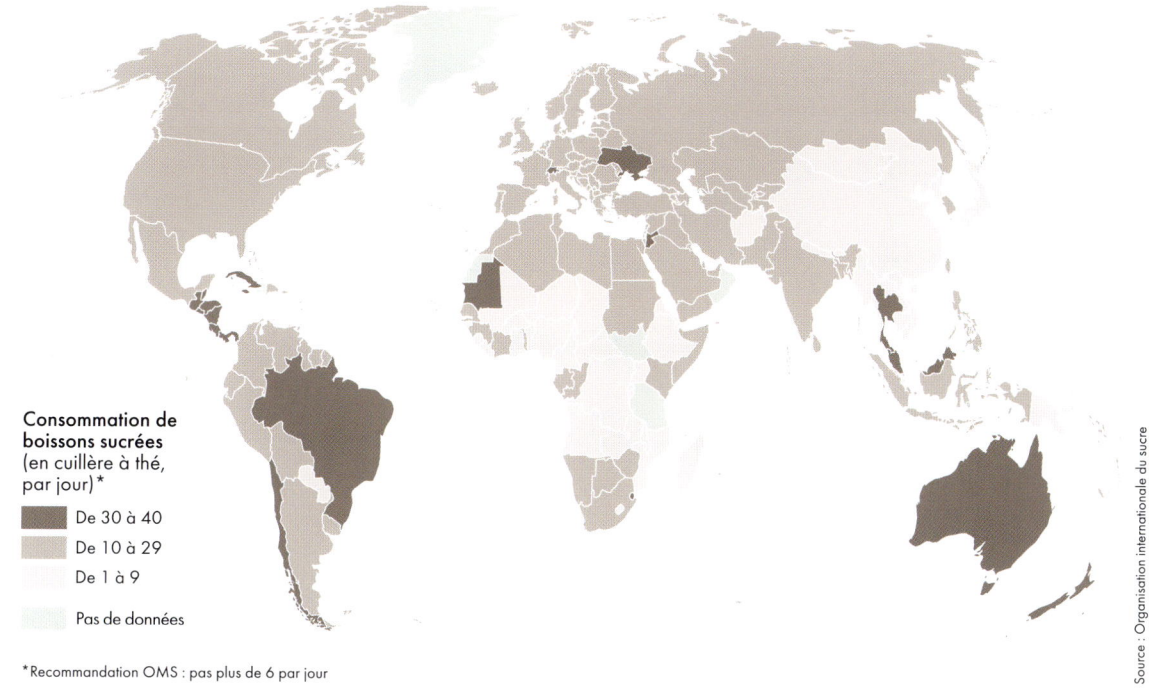

Consommation de boissons sucrées
(en cuillère à thé, par jour)*

- De 30 à 40
- De 10 à 29
- De 1 à 9
- Pas de données

*Recommandation OMS : pas plus de 6 par jour

Source : Organisation internationale du sucre

La part des graisses dans l'alimentation mondiale (2010)

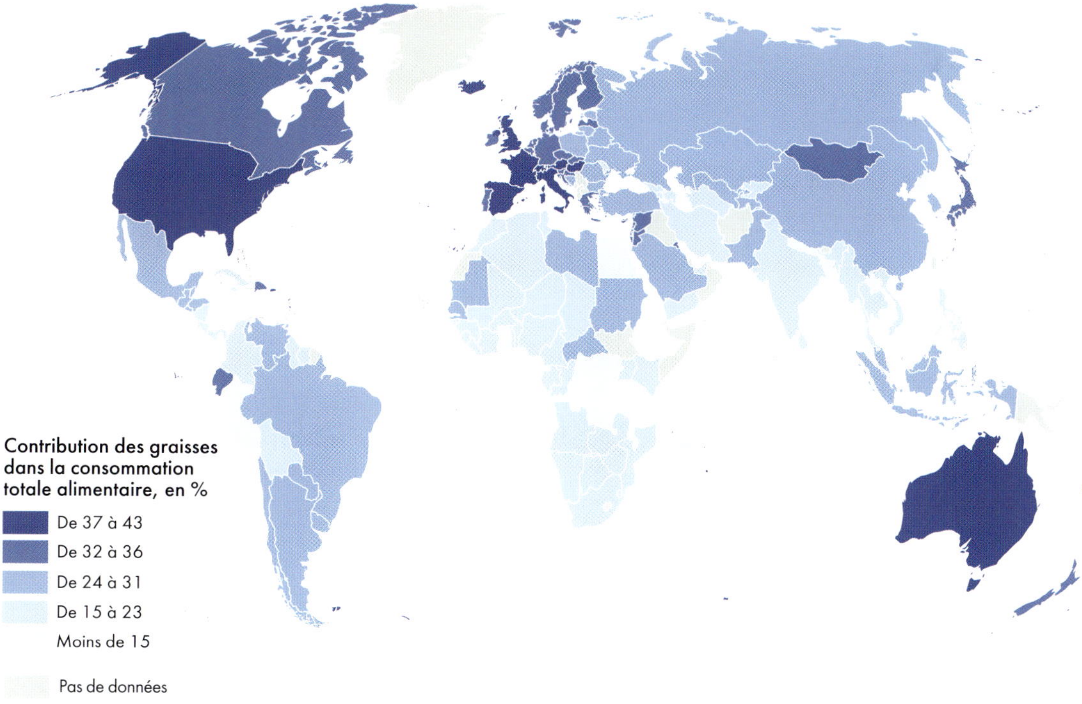

Contribution des graisses dans la consommation totale alimentaire, en %

- De 37 à 43
- De 32 à 36
- De 24 à 31
- De 15 à 23
- Moins de 15
- Pas de données

Source : Division de la statistique de la FAO 2010, bilans alimentaires

La trop-malbouffe, un risque en passe de devenir mondial (2)

La dimension sociale de cette « malbouffe » s'illustre particulièrement bien aux États-Unis, pays où les prévalences d'obésité chez les enfants augmentent, surtout chez les enfants pauvres, et où près d'un adulte noir sur deux est obèse. Son caractère géographique est exceptionnellement marqué : l'obésité, avec des taux fréquemment supérieurs à 35 % dans le sud pauvre, se superpose aux plus faibles espérances de vie et à la pauvreté.

Les États-Unis, un pays emblématique de la trop-mal bouffe

Des chercheurs américains ont rapproché la géographie de l'obésité à celle des « déserts alimentaires », c'est-à-dire des lieux où les populations sans voiture et éloignées d'une offre en produits frais sont tenues de se rabattre sur la « junk food », utilisant souvent des bons alimentaires. D'autres recherches insistent sur le lien entre niveaux d'obésité et « swamp area » (littéralement « marais de nourriture »), que sont ces zones avec de fortes densités d'établissements vendant des produits hypercaloriques. Les jeunes hommes, les Noirs non hispaniques et les jeunes vivant dans des familles pauvres se distinguent par des consommations exceptionnellement fortes de sucres, particulièrement des boissons sucrées.

Le problème est global – un adulte américain sur deux, et deux tiers des jeunes consommaient en 2018 au moins une boisson sucrée par jour – mais inégal selon les régions, relativement faible en Californie, moyenne dans le Midwest, et très forte dans les États du Sud. La géographie des « swamp areas » est celle de la pauvreté, distinguant un État d'un autre, mais aussi un quartier d'un autre. Mêmes causes, mêmes conséquences, l'Angleterre présente une opposition forte entre les régions pauvres du Nord-Est gravement touchées par l'obésité (>25 %) et celles favorisées du Sud-Ouest (<19 %), mais plus encore entre quartiers pauvres et quartiers riches des villes.

Restaurants et prix du foncier dans le Vaucluse

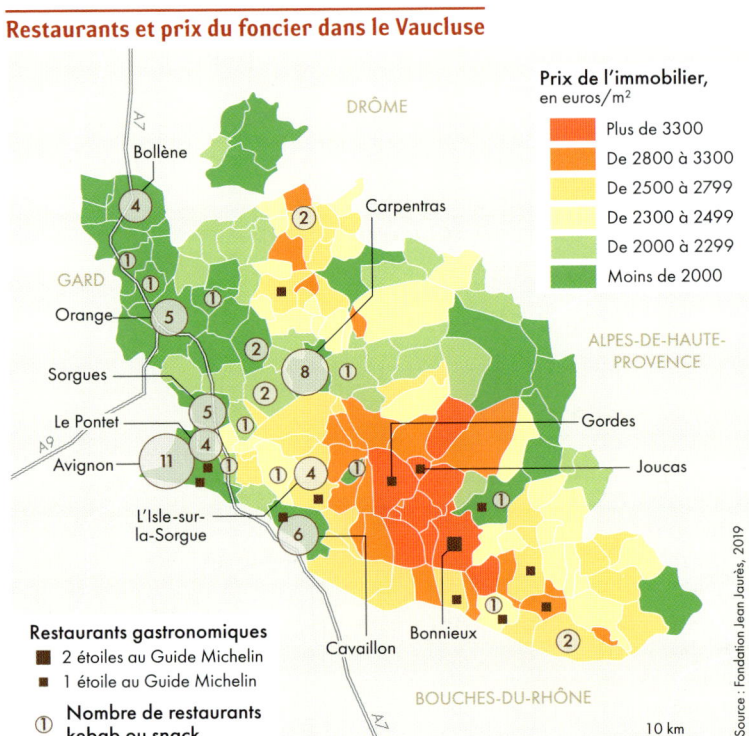

Prix de l'immobilier, en euros/m²

- Plus de 3300
- De 2800 à 3300
- De 2500 à 2799
- De 2300 à 2499
- De 2000 à 2299
- Moins de 2000

Restaurants gastronomiques
- ■ 2 étoiles au Guide Michelin
- ■ 1 étoile au Guide Michelin
- ① Nombre de restaurants kebab ou snack

Source : Fondation Jean Jaurès, 2019

10 km

La situation en France

La consommation de sucre en France est de 35 kg par an et par habitant en 2018, quand elle n'était que de 5 kg en 1850 ! La France, pays de la gastronomie et du goût, a longtemps cru être épargnée par ces questions. Il a fallu les calculs rétrospectifs des indices de masse corporelle des conscrits – couvrant exhaustivement 10 classes annuelles de jeunes Français – pour qu'on réalise qu'une véritable épidémie de surpoids et d'obésité était en cours depuis plus de 10 ans, sans qu'aucun système d'information sanitaire ne l'ait détecté ! [Salem et al.,

2006]. Cette épidémie silencieuse a depuis été confirmée, touchant électivement les plus pauvres, et des enfants de plus en plus jeunes.

La géographie de la consommation de matières grasses comme « fonds de cuisine » en France a fait l'objet de travaux dès les années 1930, opposant l'Ouest consommateur de beurre, à l'Est et au Sud-Ouest amateurs de saindoux, et au Sud-Est où huile d'olive primait, les autres régions utilisant plusieurs types de matières grasses. Des traits régionaux persistent mais les consommations tendent à devenir plus fonction du

Les *desert food* aux USA

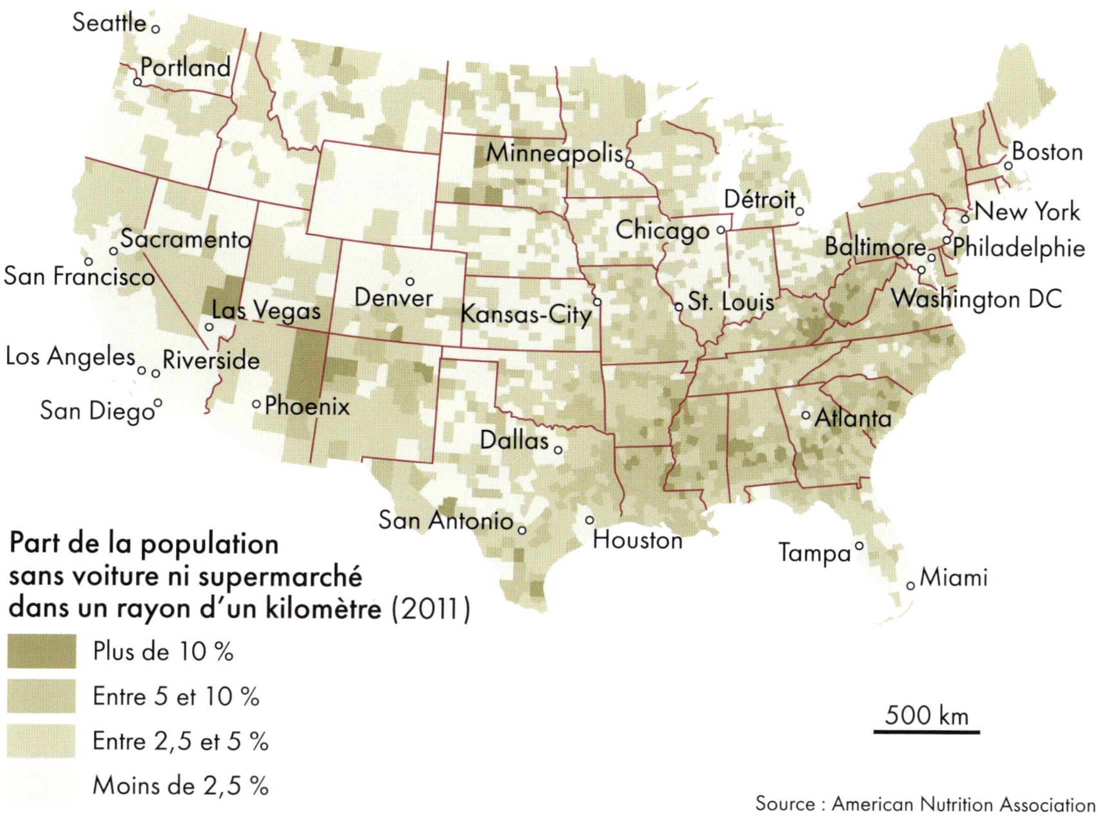

Part de la population sans voiture ni supermarché dans un rayon d'un kilomètre (2011)

- Plus de 10 %
- Entre 5 et 10 %
- Entre 2,5 et 5 %
- Moins de 2,5 %

500 km

Source : American Nutrition Association

milieu social que de la région d'appartenance, comme en témoigne la consommation de bières et de whiskies.

Un travail remarquable de la Fondation Jean-Jaurès sur la distribution des commerces de kebabs dans le Vaucluse a montré qu'ils étaient d'autant plus présents que le prix de l'immobilier était faible, exact inverse des restaurants étoilés du *Guide Michelin*. C'est bien une géographie de la pauvreté qui se dessine, individualisant les centres-villes désertés par les commerces en raison de la concurrence des grandes surfaces.

Moins médiatique que les épidémies de virus, la « malbouffe » est pourtant un problème majeur, peut être le problème majeur de santé publique à venir, dans les pays du Nord bien sûr, mais aussi dans les pays du Sud soumis au pilonnage publicitaire des fabricants de nourriture industrielle. La prise de conscience qui émerge n'empêche pas les fast-foods (Burger King, McDonald's, Wendy's, Dairy Queen,

etc.) de vendre des plats toujours plus caloriques : entre 1986 et 2016, le nombre de calories est passé de 326 à 416 pour le plat principal, et de 234 à 420 pour le dessert.

C'est bien tout un système économique et social qui se trouve accusé, ces produits tout préparés étant adaptés aux repas pris sur le pouce, de plus en plus souvent individualisés

dans des familles aux horaires décalés, souvent pris sur un plateau devant la télévision. Il est maintenant avéré que cette trop-malbouffe tue plus que le tabac, et il est regrettable, et coûteux pour la collectivité, qu'aucun traitement exhaustif des données de santé scolaire ne permette de photographie en temps réel, et à échelle très fine en France.

Part des enfants obèses aux États-Unis, 1964-2014

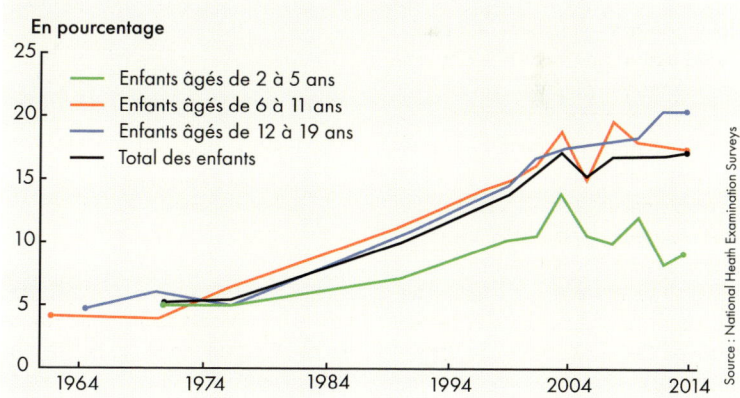

En pourcentage

- Enfants âgés de 2 à 5 ans
- Enfants âgés de 6 à 11 ans
- Enfants âgés de 12 à 19 ans
- Total des enfants

Source : National Heath Examination Surveys

De Zika au SRAS, des épidémies mondiales plus nombreuses

Les études ne manquent plus pour démontrer que le changement climatique impacte la santé en modifiant les aires de distribution des maladies et les modes de diffusion spatio-temporelle. Cependant, il n'intervient pas seul dans les mutations qui conduisent à l'émergence de maladies.

La diffusion de la fièvre à virus Zika

La maladie provoquée par le virus Zika se manifeste après la piqûre de l'insecte vecteur, un moustique du genre *Aedes*, avec un tableau évoquant celui du virus du chikungunya, véhiculé par ce même moustique : fièvre, maux de tête, éruption cutanée, fatigue, douleurs musculaires et articulaires. Dans la plupart des cas (70 à 80 %), la maladie est bénigne et guérit spontanément au bout d'une semaine. Chez la femme enceinte, le virus peut en revanche être à l'origine de microcéphalie du fœtus, responsable d'un retard mental irréversible. Il n'existe pas de vaccin, ni de traitement spécifique de la fièvre à virus Zika.

Cette fièvre a d'abord été essentiellement observée dans les zones équatoriales d'Afrique (Ouganda dès 1947 puis Tanzanie, Égypte, République centrafricaine, Sierra Leone, Gabon et Sénégal) et d'Asie (Inde, Malaisie, Philippines, Thaïlande, Vietnam et Indonésie).

Au cours des années 2000, elle a atteint les îles du Pacifique, avant d'être repérée en Polynésie française, puis en Nouvelle-Calédonie. Le virus Zika a été détecté pour la première fois dans le nord-ouest du Brésil en mai 2015 et sa présence s'est très rapidement étendue aux autres pays de la région (Colombie, Salvador, Guatemala, Mexique, Panama, Paraguay, Suriname, Venezuela et Honduras). Des cas

Comment le virus Zika s'est diffusé dans le monde

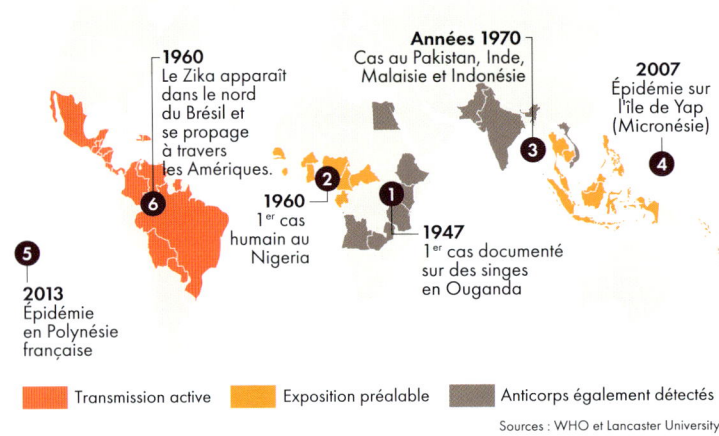

Sources : WHO et Lancaster University

Propagation du virus du SRAS entre 2002 et 2003

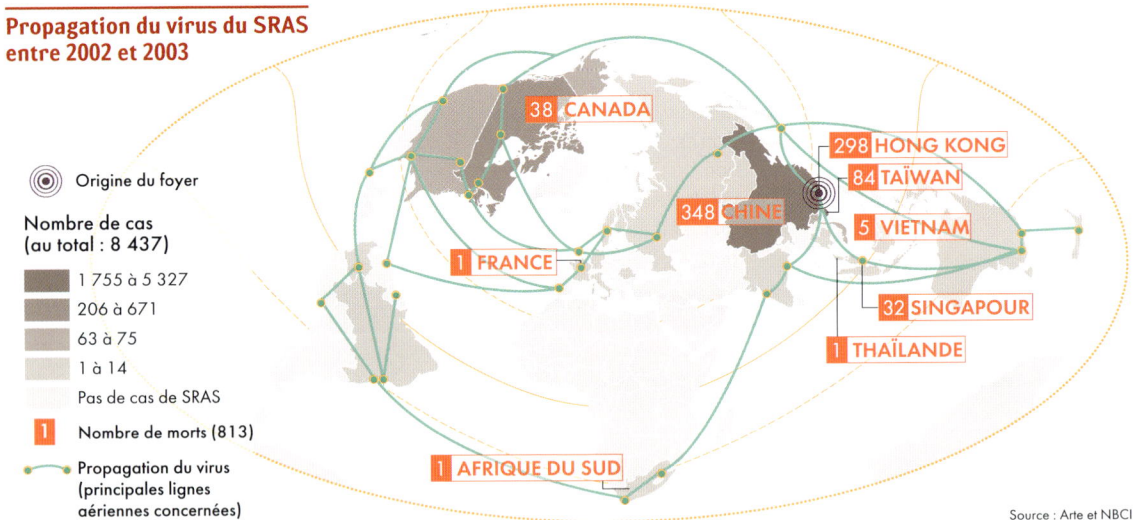

Source : Arte et NBCI

Le trafic aérien mondial

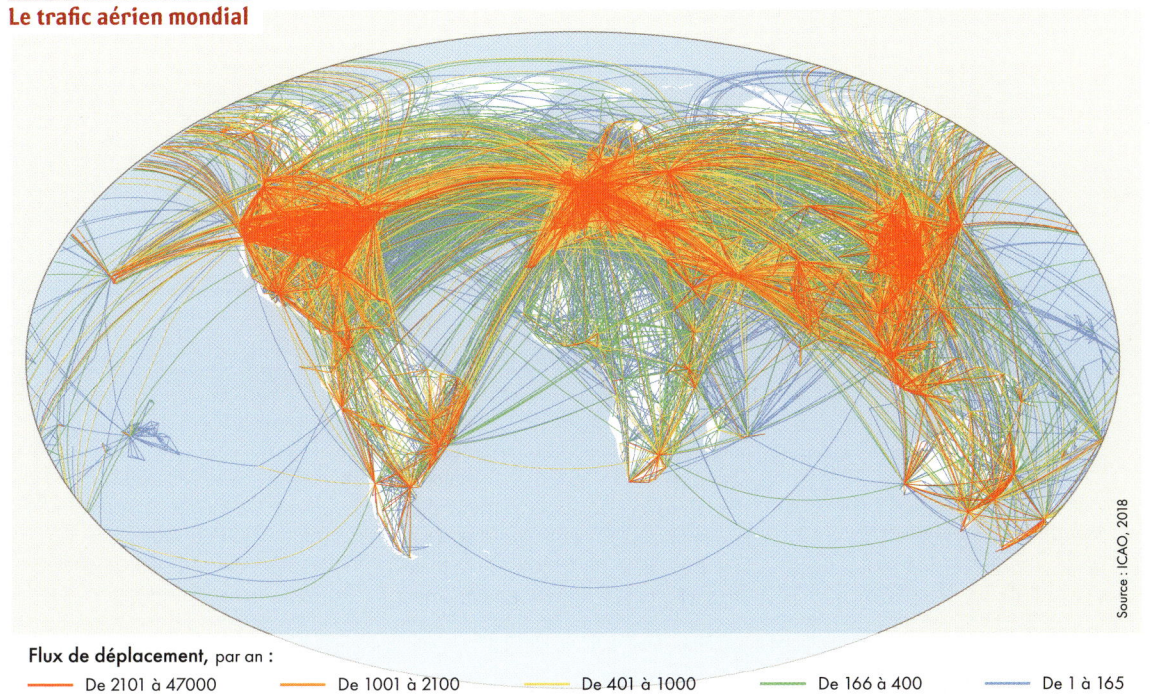

Source : ICAO, 2018

Flux de déplacement, par an :

— De 2101 à 47000 — De 1001 à 2100 — De 401 à 1000 — De 166 à 400 — De 1 à 165

seront ensuite identifiés en Guyane française, Martinique, Guadeloupe, et enfin en France métropolitaine (176 cas confirmés).

Au cours de l'année 2016, près de 10 millions de voyageurs résidant à proximité de zones réputées propices à la transmission du virus Zika en Amérique latine se sont envolés pour des destinations du monde entier grâce à un trafic aérien qui ne cesse de croître, faisant craindre une propagation de l'épidémie à l'échelle mondiale, notamment si le moustique tigre, *Aedes albopictus*, se révélait également capable de le transmettre. L'augmentation des déplacements concourt donc à la diffusion de la maladie dont l'occurrence s'explique aussi par une urbanisation croissante qui offre au vecteur toutes les conditions de son développement.

L'histoire d'une invasion globalisée

Le moustique *Aedes aegypti* est responsable de la transmission du virus Zika, mais aussi de ceux de la dengue, de la fièvre jaune ou encore du chikungunya. Il a quitté l'Afrique de l'Ouest d'où il était originaire avec les bateaux transportant les esclaves noirs vers le continent américain.

L'autre espèce de moustique vecteur de ces maladies est *Aedes albopictus*, communément appelé « moustique tigre ». Originaire d'Asie du Sud-Est, il est considéré comme l'une des 10 espèces les plus invasives de la planète. Responsable des épidémies de dengue et de chikungunya observées depuis 2007 dans les pays européens, il est arrivé à Menton en 2004, depuis l'Italie, et il est aujourd'hui présent dans 51 départements français. Il poursuit sa conquête territoriale à la faveur de voyages en camion, en voiture, en train, voire en avion, aidé en cela par les augmentations de température qui lui permettent de progresser vers le nord du pays. Sa capacité à résister aux températures froides lui permet de survivre aux périodes hivernales et de réapparaître aux beaux jours.

Son entrée en Italie est liée à l'importation de pneus usagés en provenance d'Atlanta. C'est déjà par cette voie qu'il était arrivé aux États-Unis après la guerre du Vietnam.

La première maladie nouvelle du XXIᵉ siècle

Un autre exemple de diffusion est fourni par le SRAS-CoV qui est le premier coronavirus ayant entraîné une maladie grave chez l'homme. Il a sévi sous forme épidémique entre novembre 2002 et juillet 2003. Plus de 8 000 cas ont été recensés dans 30 pays (dont près de 20 % chez des soignants) et 774 personnes sont décédées (soit près de 10 % de mortalité).

L'épidémie est partie de quelques cas dans la province du Guangdong, en Chine du Sud-Est, après la consommation de viande de civette infectée. Ces cas ont ensuite déclenché une chaîne de transmission interhumaine au Vietnam, à Singapour, au Canada, aux Philippines, au Royaume-Uni ou encore aux États-Unis, après des déplacements de personnes infectées. Plus de la moitié des infections étaient liées à un seul patient arrivé à Hong Kong le 21 février 2003 !

Face à ces menaces qui pourraient encore se multiplier à l'avenir, il convient de mettre en place des systèmes d'alerte précoce et des stratégies de riposte efficaces. Quant à la prédiction de tels événements, elle passe par la mise en œuvre de recherches interdisciplinaires permettant de comprendre comment les différents facteurs (climat, comportements socioculturels, actions anthropiques, écologie des agents pathogènes avec celle de leurs éventuels vecteurs) peuvent se combiner pour faire émerger une épidémie.

Les arbovirus : une saga internationale (1)

Les « arbovirus » sont des virus transmis principalement par des moustiques et des tiques. Leurs capacités d'expansion sont très préoccupantes, comme l'ont montré les récentes épidémies de Zika ou encore de virus du Nil occidental.

Le terme « arbovirus » – acronyme du terme anglais « *arthropod-borne virus* », littéralement des « virus nés des arthropodes » – désigne tous les virus transmis par des vecteurs arthropodes, principalement moustiques (Insecta) et tiques (Acari), et les arboviroses les maladies qui en découlent.

Si les arbovirus affectent la santé des vertébrés, et en particulier des hommes, ils peuvent aussi infecter les plantes, et être la cause de maladies dévastatrices pour l'agriculture comme la maladie de la flétrissure des tomates, dont il est beaucoup question actuellement.

Une approche de type « One Health » est indispensable pour comprendre les arbovirus, car ils sont une sorte de « pont biologique » entre les espèces, dans une relation virus-vecteur-hôtes originale. Le vecteur ingère le virus après un repas sanguin sur un vertébré infecté. Le virus va alors se multiplier dans le vecteur avant d'être injecté à un nouvel hôte vertébré lors d'une piqûre. Les virus sont inféodés aux insectes vecteurs qui eux-mêmes doivent être proches des hôtes vertébrés sur lesquels ils se nourrissent. La transmission des arbovirus et des maladies associées est ainsi sous la double influence de facteurs intrinsèques (hôte, vulnérabilité, immunité, vecteur compétent, invasif, etc.), et environnementaux (température, humidité, altitude, utilisation du sol, etc.). Les conditions de rencontres « infectantes » hôtes-vecteurs, qui président à l'émergence des maladies, sont donc complexes et variées.

La fièvre jaune : répartition et risque épidémique

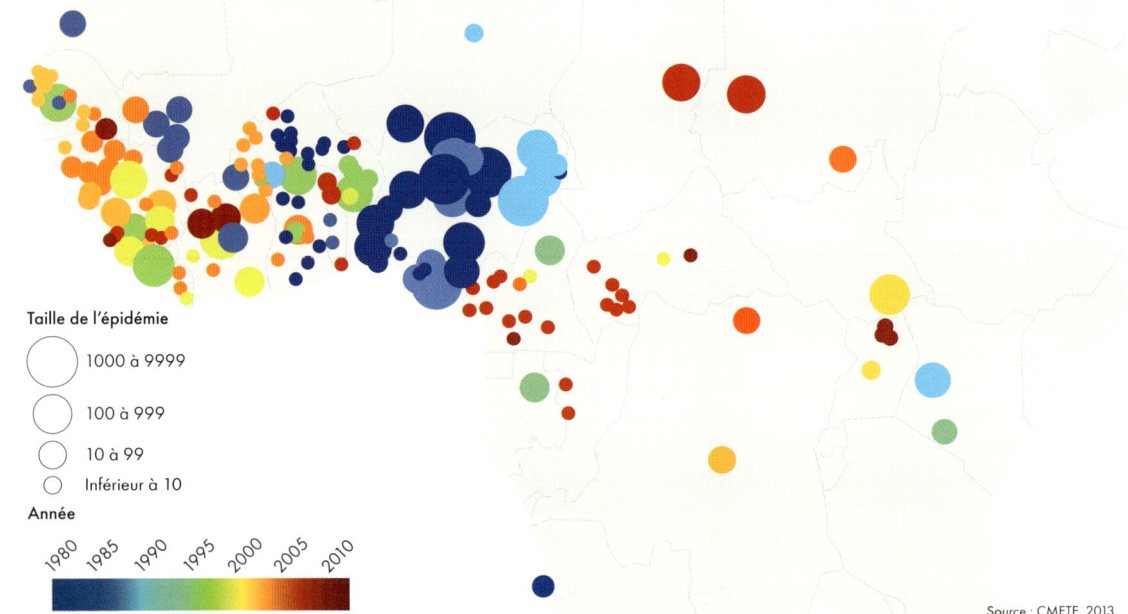

Source : CMETE, 2013

Des capacités d'expansion très préoccupantes

Les capacités d'expansion de ces virus sont très préoccupantes, comme l'ont montré les célèbres Zika et West Nile. Ces deux arbovirus, respectivement découverts en 1937 et 1947, semblent avoir eu une histoire analogue, infectant localement et à bas bruit quelques primates sauvages dans la forêt tropicale ougandaise, ils ont, après plus d'un demi-siècle d'une circulation silencieuse, soudainement émergé. Peu exigeants sur le choix de leurs vecteurs, et à la faveur de mobilités accrues, et de changements environnementaux, ils sont sortis de leur aire habituelle de circulation sauvage et cachée. Les effets pathogènes d'une infection sur l'homme sont inégaux, d'une petite fièvre anodine à une fièvre aiguë, accompagnée de douleurs diffuses, de maux de tête et de malaises, pouvant évoluer jusqu'à des syndromes neurologiques ou hémorragiques sévères, parfois mortels. Au Brésil, outre les fausses couches, Zika serait responsable d'au moins 641 cas de microcéphalies de nourrissons, et de 139 décès. Si toutes les arboviroses ont des traits communs, chacune d'elles constitue un modèle original de transmission et de diffusion, voire de leur recul. On peut ainsi citer :

• Les virus de la dengue, qui appartiennent à la même famille des Flavivirus que le virus de la fièvre jaune, en partageant les mêmes vecteurs, sévissent depuis quatre siècles en Asie et aux Amériques, et ont timidement commencé à se manifester sous forme de quelques épidémies rares et limitées sur le continent africain à la fin du siècle dernier. Quelques cas y sont sans doute sous-notifiés.

• Le virus de l'encéphalite japonaise, connu depuis sa découverte pour avoir un cycle de transmission naturel original entre moustiques et oiseaux, voit aujourd'hui son patron épidémiologique entièrement modifié dans certaines régions d'Asie : là où les pratiques agricoles de la riziculture diminuent et deviennent motorisées, les hôtes du virus, buffles et hommes, sont moins présents dans les rizières, tandis qu'un nouveau mode de transmission du virus est apparu dans les fermes à cochons où il infecte d'autres espèces de moustiques anthropophiles plus enclins à se nourrir sur ces nouveaux hôtes, abondants, domestiques et permissifs à l'infection.

• Le virus de la fièvre hémorragique de Crimée-Congo ne progresse que lentement au gré de ses hôtes et de ses tiques vectrices, elles-mêmes extrêmement dépendantes de la température et de l'humidité. Les précipitations rassemblent leurs hôtes, ongulés domestiques ou sauvages, autour de points d'eau et d'une végétation renaissante. Cette dépendance environnementale est illustrée par la sahélisation de l'Afrique subsaharienne ou, depuis plus de vingt ans, la communauté virus vecteur-hôtes suit les isohyètes vers le sud, vers de nouvelles latitudes qui leur assurent une température et une humidité optimales à leur survie.

Le cas de la fièvre jaune

Le virus qu'on appelle aussi amaril est probablement originaire d'Afrique où il a été maintenu pendant des milliers d'années dans un cycle naturel entre moustiques et singes de la forêt tropicale humide. Il a traversé l'Atlantique à la faveur du commerce marchand triangulaire entre l'Afrique, les Amériques et l'Europe.

La première épidémie est enregistrée en 1648 dans la péninsule du Yucatan. Puis des foyers émergent en milieu urbain en Amérique du Nord pour finalement arriver en Europe au XVIIIe siècle avec les navires revenant d'Amérique. L'hypothèse de la transmission du virus par un moustique, *Aedes aegypti*, est démontrée en 1901 donnant le point de départ de campagnes d'éradication de ce vecteur plus ou moins efficaces.

La maladie débute comme une grippe ou un paludisme qui peut évoluer vers un syndrome hémorragique avec vomissements de sang noirâtre (*vomito negro*), et un ictère qui donne son nom à la maladie. La mort survient alors dans 50 à 80 % des cas. Il n'existe aucun traitement spécifique contre la fièvre jaune mais la maladie peut être prévenue par un vaccin très efficace élaboré dès les années 1930. Il est important de l'administrer aux populations car la fièvre jaune est endémique dans 47 pays tropicaux d'Afrique et d'Amérique du Sud, représentant 900 millions d'habitants. Environ 90 % des cas surviennent en Afrique subsaharienne.

En 2016, des épidémies ont été enregistrées à Luanda (Angola) et à Kinshasa (République démocratique du Congo), avec des cas importés d'Angola dans plusieurs pays, dont la Chine. Simultanément, deux vagues de transmission étaient observées au Brésil entre 2016 et 2018, avec plus de 2 000 cas humains et plus de 700 décès. Ces deux situations sont le reflet des changements environnementaux subis par la planète, d'un côté une urbanisation accrue qui plaît au vecteur de la fièvre jaune et de l'autre une déforestation massive qui amène des populations non immunisées au contact d'un cycle selvatique qui fonctionnait avec des singes. Il est donc important de réagir sans tarder en freinant la déforestation et en mettant le vaccin à la disposition du plus grand nombre d'autant que, et sans qu'on sache l'expliquer, le virus de la fièvre jaune demeure inexistant en Asie, alors que les vecteurs sont présents. De fait, deux milliards de personnes immunologiquement naïves vivent en Inde et en Chine, pays qui pourraient subir ces flambées épidémiques.

Les arbovirus :
une saga internationale (2)

Les exemples précédents montrent l'efficacité de ces virus à s'adapter, se transmettre et se disperser en synergie avec leurs hôtes, vecteurs et environnements. Le virus de la fièvre de la vallée du Rift ou le virus du chikungunya peuvent toucher désormais des zones jusque-là indemnes.

La fièvre de la vallée du Rift : répartition et risque épidémique

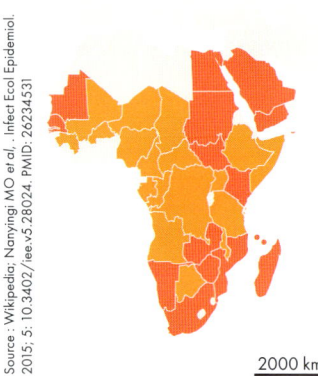

Source : Wikipedia; Nanyingi, MO et al., Infect Ecol Epidemiol. 2015; 5: 10.3402/iee.v5.28024. PMID: 26234531

2000 km

Répartition de la fièvre de la vallée du Rift en Afrique, 2019

Pays endémo-épidémiques

Pays où des cas sporadiques sont rapportés et/ou l'isolement du virus ou des preuves sérologiques existent.

Le virus de la fièvre de la vallée du Rift se diffuse et étend son domaine au gré du nomadisme et du commerce. Le virus du chikungunya, qui est sorti de son berceau en zone intertropicale, touche désormais des zones bien plus étendues.

La fièvre de la vallée du Rift

Le virus de fièvre de la vallée du Rift a été identifié en 1931, lors d'une épizootie mortelle chez des éleveurs de quelques troupeaux qui paissaient autour du petit lac Naivasha dans la vallée du Rift, au Kenya. En quelques années ces épidémies vont se multiplier et s'étendre à toute l'Afrique, avant d'atteindre la péninsule Arabique en 2000. Au cours de ces dernières années, les foyers se sont multipliés et le virus s'est étendu

à certaines îles de l'océan Indien, les Comores et Mayotte.

La mortalité chez les ongulés domestiques est extrêmement élevée et peut détruire la totalité d'un cheptel en quelques jours. Les conséquences économiques, sociales voire politiques sont très importantes, pas moins de 80 millions de personnes vivant de l'élevage dans la seule région ouest-africaine. En outre, les épizooties apparaissent après des pluies abondantes et répétitives (quand les gîtes larvaires du vecteur ont été mis efficacement en eau), au moment où des animaux domestiques se rendent aux points d'eau, s'exposant aux piqûres infectantes des moustiques adultes. Les cas humains se déclarent après un contact avec du sang d'animaux malades sacrifiés.

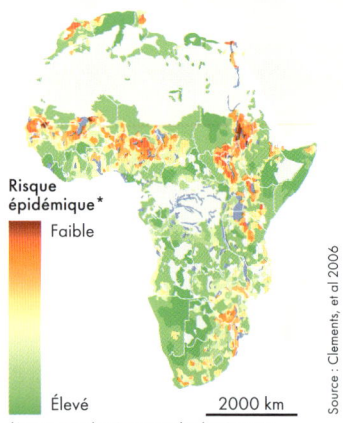

Risque épidémique*

Faible

Élevé   2000 km

*Les espaces densément peuplés, les réservoirs domestiques et la présence de moustiques sont des facteurs favorables aux épidémies

Source : Clements, et al 2006 · Source : FAO, 2012

Les cycles complexes de la transmission du virus de la fièvre de la vallée du Rift en Afrique

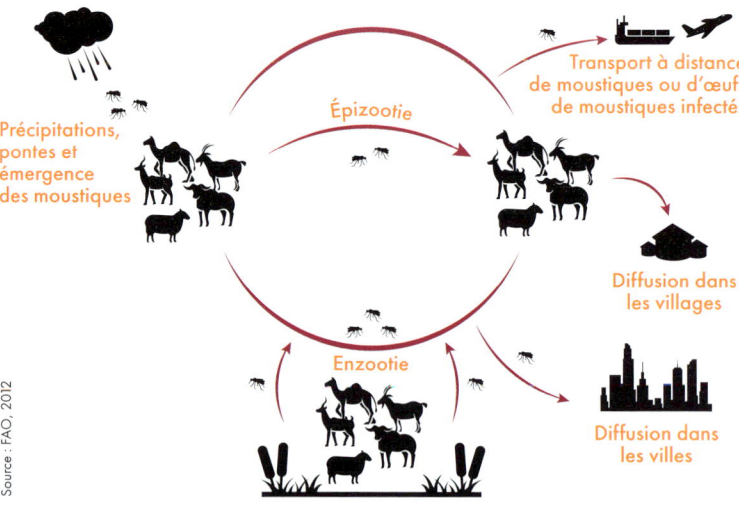

Précipitations, pontes et émergence des moustiques

Épizootie

Transport à distance de moustiques ou d'œufs de moustiques infectés

Diffusion dans les villages

Enzootie

Diffusion dans les villes

Il n'existe pas à ce jour de contamination interhumaine connue. Les hommes ne présentent souvent qu'une infection infra-clinique, mais ils peuvent parfois présenter des lésions oculaires définitives. La forme hémorragique (1 % des malades) reste la forme la plus grave et entraîne une insuffisance hépatique et rénale qui conduit à la mort du patient dans plus de 50 % des cas.

Cantonné à l'Afrique jusque dans les années 2000, le virus de la fièvre de la vallée du Rift pourrait, à terme, toucher l'Europe, car l'extension de la distribution géographique de ses espèces de moustiques vectrices, est liée en partie au réchauffement climatique.

La fièvre à virus chikungunya

Le virus du chikungunya a été signalé pour la première fois en 1953 en Tanzanie et il est reconnu à la même période en Asie du Sud-Est. Son nom vient d'une langue bantou, le makondé, qui signifie « qui se penche, se courbe, se recroqueville ». Jusqu'au début des années 2000,

seuls quelques foyers et cas sporadiques de CHIKV étaient signalés en Afrique et en Asie. En 2004, une importante et inédite épidémie s'est étendue du Kenya au sud-ouest de l'océan Indien, puis vers l'est, traversant d'île en île l'océan Pacifique, puis vers l'ouest outre-Atlantique.

Historiquement transmis en Afrique et en Asie par *Aedes aegypti*, le virus va trouver de nouveaux vecteurs, en particulier *Aedes albopictus*, le moustique tigre, qui colonise aussi bien les milieux selvatiques qu'urbains, les gites naturels ou artificiels, et dont la capacité de transmission est élevée. Depuis, on constate sa transmission jusque dans des régions de climat tempéré, en Italie et en France notamment.

Ce virus CHIK, possédant un potentiel de mutation adaptative élevé, va générer des génotypes nouveaux, en particulier une lignée africaine en océan Indien qui a engendré des flambées épidémiques explosives, avec plus de 10 millions d'individus atteints en 2005-2006 et notamment plus d'un tiers de la population atteinte à

La Réunion ! En 2013, le génotype asiatique est apparu dans les Caraïbes puis les Amériques, avec des poussées épidémiques dans plusieurs régions qui ont occasionné plus de 1,3 million de cas suspects. Le chikungunya est émergent : il affecte des millions de personnes en Asie, en Afrique et aux Amériques ; ses vecteurs moustiques anthropophiles ont radicalement changé par des mutations multiples associées ; sa transmissibilité a augmenté et, semble-t-il, sa pathogénicité s'est accrue pour l'homme. Bien que le virus du chikungunya ne soit pas de type hémorragique, il engendre des douleurs articulaires sévères souvent débilitantes et parfois durablement, son expansion doit donc être surveillée. Sa rencontre avec le moustique tigre, moustique invasif anthropophile, a eu pour effet d'augmenter sa transmissibilité et d'accroître sa pathogénicité pour l'homme.

Les capacités d'expansion de ces virus sont donc très préoccupantes.

Le chikungunya dans le monde

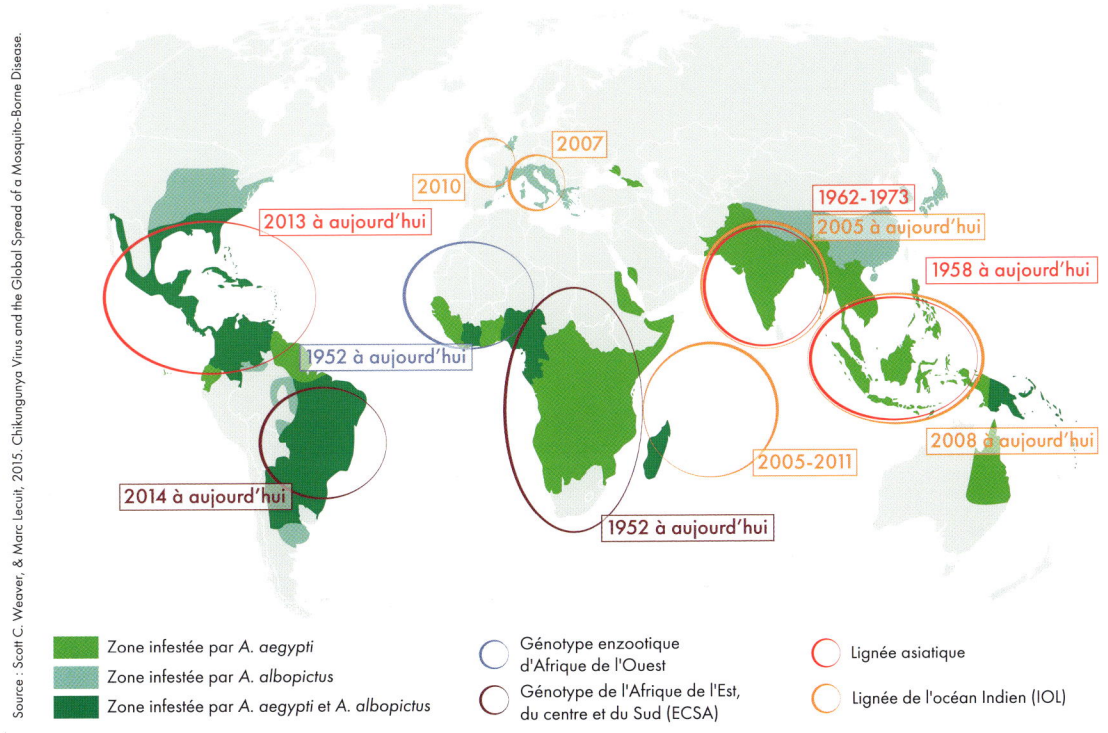

Source : Scott C. Weaver, & Marc Lecuit, 2015. Chikungunya Virus and the Global Spread of a Mosquito-Borne Disease.

2007
2010
2013 à aujourd'hui
1962-1973
2005 à aujourd'hui
1958 à aujourd'hui
1952 à aujourd'hui
2008 à aujourd'hui
2005-2011
2014 à aujourd'hui
1952 à aujourd'hui

Zone infestée par *A. aegypti*
Zone infestée par *A. albopictus*
Zone infestée par *A. aegypti* et *A. albopictus*

Génotype enzootique d'Afrique de l'Ouest
Génotype de l'Afrique de l'Est, du centre et du Sud (ECSA)

Lignée asiatique
Lignée de l'océan Indien (IOL)

Ebola : un risque régional

En 1976, une nouvelle fièvre hémorragique affectait des villages isolés du massif forestier congolais, entre le fleuve Oubangui et son affluent, due à un pathogène inédit, le virus Ebola. Après plusieurs flambées, une nouvelle épidémie semble se développer en 2020.

Des apparitions sporadiques

Depuis 1976, plus de vingt émergences de la fièvre Ebola se sont succédé sous la forme de résurgences sporadiques, éparses, toujours inattendues, interrompues par de longues périodes de silences épidémiques encore inexpliqués. Dans le même temps, de nouvelles espèces du virus étaient décrites, toujours dans des sites inattendus, et étonnamment à distance des événements émergents qui avaient précédé.

Si les primates étaient soupçonnés être source du virus au Zaïre (République démocratique du Congo), l'épidémie concurrente au Sud-Soudan était imputée aux chauves-souris d'une usine de coton où quelques patients avaient été identifiés. Dès cette première émergence, les autorités sanitaires se sont efforcées de contrôler les transmissions interhumaines, pour limiter les chaînes épidémiques et se protéger du risque d'infection.

Le virus Ebola provoque une maladie aiguë et grave, souvent mortelle si elle n'est pas traitée. La maladie peut être difficile à distinguer cliniquement d'autres pathologies infectieuses comme le paludisme, la fièvre typhoïde et la méningite. Les symptômes qui peuvent apparaître brutalement sont en effet peu spécifiques : fièvre, fatigue, douleurs musculaires, céphalées, mal de gorge. Ils sont suivis de vomissements, de diarrhées, d'une éruption cutanée, de symptômes d'insuffisance rénale et hépatique et, dans certains cas, d'hémorragies internes et externes (saignement des gencives ; sang dans les selles).

En 1994, après un long silence, le virus réémerge dans la forêt tropicale du Gabon, et le fera de façon répétitive pour ne disparaître de la région qu'en 2004. Des études allaient permettre d'identifier plusieurs espèces de chauves-souris, chiroptères frugivores, comme réservoir potentiel du virus Ebola en Afrique centrale. Cet hôte inopiné reste aujourd'hui la première hypothèse dans le cycle naturel du virus Ebola. Plusieurs espèces d'animaux sauvages et domestiques

La propagation du virus Ebola en 2013-2014

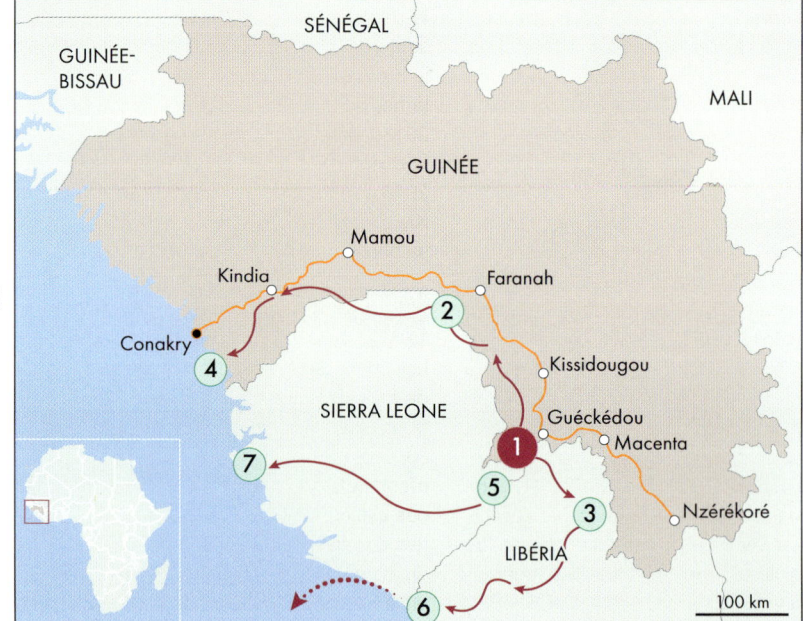

1 Décembre 2013 : le cas index dans le village de Meliandou (Guinée)

• Étapes de la crise de 2014 en Afrique de l'Ouest

2 Mars 2014 : de la forêt aux villes et proches frontières

3 Mars 2014 : première transgression frontalière entre Guinée et Libéria

4 Mai 2014 : du monde rural à la capitale Conakry (Guinée)

5 Mai 2014 : une seconde transgression frontalière entre Guinée et Sierra Leone

6 Juin 2014 : premier cas dans la capitale Monrovia (Liberia)

7 Juin 2014 : premier cas dans la capitale Freetown (Sierra Leone)

Un patient infecté s'envole pour la première fois de Monrovia via Lomé (Togo), pour Lagos (Nigeria)

Source : adapté de S. Baize et al., 2014

ont ensuite été reconnues comme sensibles à l'infection par le virus, dévoilant des voies de transmission inattendues et des patrons épidémiologiques originaux.

En 2008 et 2009, plusieurs épizooties mortelles et dévastatrices du virus Ebola sont décrites chez les gorilles et chimpanzés du bassin forestier congolais, et plus de la moitié de la population estimée aurait alors disparu.

Le virus Ebola se déplace en Afrique de l'Ouest

En 2013, plus de trente ans après l'épidémie initiale d'Afrique centrale, des cas se déclarent dans le village de Meliandou, près des villes commerçantes de Guékédou et Macenta, dans la région de Nzérékoré, à l'extrême sud-est de la Guinée aux frontières communes entre Sierra Leone et Liberia, une zone d'échanges occupée depuis toujours par les peuples kissi et toma. Cette situation exceptionnelle va donner lieu à la plus large épidémie connue du virus Ebola à ce jour. Le virus semble avoir émergé d'un foyer naturel de chiroptères dans le massif forestier congo-guinéen. Des chaînes épidémiques se créent au rythme des échanges, des communications, de visites de familles à des malades, de transports, de la forêt à la ville. Il se répand même au-delà des frontières, le transport aérien parachevant la menace de risque de pandémie. Pour la première fois dans l'histoire des épidémies de fièvre d'Ebola, des chaînes épidémiques se sont déclarées en milieu urbain. Quelques mois après le début de l'épidémie dans le sud de la Guinée, les capitales des trois pays frontaliers étaient touchées avec une dizaine de cas à Conakry, capitale de presque deux millions d'habitants, plusieurs centaines de cas à Freetown (Sierra Leone) et à Monrovia (Liberia). L'unicité de cette dispersion intense de la fièvre d'Ebola dans cette épidémie tient au rôle nouveau de la motorisation intense de zones rurales jusque-là isolées, des transports en commun sur de longues distances, et de la communication jamais égalée par l'usage du téléphone portable avec lequel les familles se regroupent rapidement au chevet du parent malade. L'OMS a

Les étapes dans l'acquisition des connaissances sur la circulation du virus Ebola en Afrique

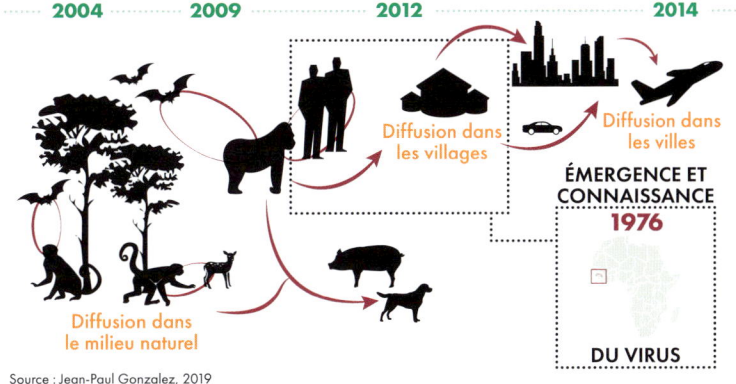

Source : Jean-Paul Gonzalez, 2019

annoncé la fin de l'épidémie en juin 2016. Le bilan faisait état d'au moins 28 000 cas officiellement déclarés, avec plus de 11 000 décès.

C'est au cours de cette épidémie que le risque pandémique est apparu, avec des soignants engagés dans la lutte et des patients en incubation du virus Ebola qui ont débarqué dans les métropoles de pays indemnes comme au Nigeria (Lagos), au Mali (Bamako), en Italie (Sardaigne, Rome), au Sénégal (Dakar), en Espagne (Madrid), au Royaume-Uni (Glasgow) ou encore aux États-Unis (Dallas, New York).

Depuis 2017, trois nouvelles épidémies ont été enregistrées dans plusieurs provinces de la RDC. Les autorités congolaises ont annoncé le 1er juin le dépistage de cas dans la zone de santé de Wangata, à Mbandaka, dans la province de l'Équateur où avait sévi la neuvième épidémie de mai à juillet 2018. Cette annonce survient alors que la dixième épidémie en cours depuis 2018 a touché les provinces du Nord-Kivu, du Sud-Kivu et de l'Ituri, est dans sa phase finale.

Comprendre l'émergence et la circulation des virus Ebola

Les chiroptères, mammifères capables de migration comme de torpeur, dont la physiologie change en fonction de l'environnement (saisons, source alimentaire), se placent au centre de ces cycles naturels. Les cycles naturels du virus Ebola seraient le résultat du hasard des rencontres, dans un environnement déterminé, entre des

hôtes sensibles et des hôtes infectés (réservoirs). En effet, les émergences éparses du virus – à l'inverse de l'expansion classique des agents transmissibles en tache d'huile – sont en faveur d'événements rares liés à des facteurs de risque convergents dans un territoire cible. En d'autres termes, ce sont les conditions dans un environnement donné qui génèrent l'émergence. Toutes les émergences du virus Ebola prennent leurs racines dans les zones reculées de la forêt ombrophile, dans des points d'émergence indépendants, mais qui se situent dans des écosystèmes semblables de la forêt tropicale humide, ceux du massif forestier congolais d'Afrique centrale, et en Afrique de l'Ouest, dans le massif forestier congo-guinéen.

Il est remarquable que tous ces événements aient été soudains, épars, inattendus, mortels. Le cycle naturel du virus reste donc encore largement à élucider. Pour comprendre la circulation, les émergences et l'extension du virus Ebola en Afrique centrale, il faut adopter une approche holistique, prenant simultanément en compte les chiroptères, les vertébrés sauvages et domestiques, et l'homme dans leur dépendance à leurs environnements (forestier, urbain, climatique, humain, etc.). C'est bien dans ce cadre « One Health », celui des hommes, des animaux et de l'environnement, qu'il deviendra possible de lever le voile sur l'origine de ces épidémies, d'en comprendre les conditions d'émergence et de dispersion.

Conséquences sanitaires du changement climatique

Selon l'OMS, le changement climatique pourrait provoquer dès 2030 plus de 250 000 décès supplémentaires par an dans le monde, 95 000 dus à une sous-alimentation des enfants, 48 000 aux diarrhées, 60 000 au paludisme, et 38 000 à l'exposition à la chaleur de personnes âgées.

Calculer les décès : mission impossible ?

Ces décès supplémentaires s'expliquent par les impacts du changement du climat sur des déterminants de la santé aussi importants que la qualité de l'air, l'accès à une eau potable et à une nourriture, en quantité et en qualité suffisantes.

Le changement climatique a des conséquences sanitaires systémiques : il affecte la santé de tous les hommes, enfants comme séniors, du sud comme du nord, dans des domaines aussi variés que la sécurité nutritionnelle, les allergies, les maladies transmissibles ou non, la santé mentale, pour ne rien dire des risques de conflits et de l'insécurité. Ces changements entrent en synergie avec des aspects du changement global (ils en sont d'ailleurs une expression), comme la course à la productivité, les pollutions, la circulation des biens et des personnes, la perte de biodiversité, etc.

Des chercheurs s'efforcent de mesurer l'ensemble des expositions au cours d'une vie (l'exposome), de différencier les effets immédiats (coup de chaleur, stress respiratoire, etc.) et ceux plus lointains (exposition accrue aux ultraviolets, aux pollens, etc.), mais il est difficile d'en évaluer l'impact propre. L'OMS s'était risquée en 2005 à cartographier le nombre de décès dus au changement climatique, mais n'a pas persévéré.

De grandes tendances s'affirment néanmoins, notamment le fait que les pays les plus pauvres, les moins capables de développer des stratégies adaptatives, seront les plus

Les conséquences du réchauffement

Pertes des cultures et de l'élevage imputables à des catastrophes liées au climat, par région (2004-2015)

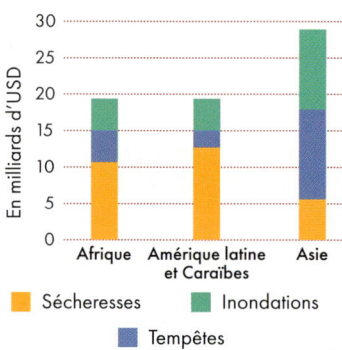

Source : FAO, 2015, The impacts of disasters on agriculture and food security

touchés. On trouvera dans les pages consacrées aux maladies vectorielles ou aux zoonoses, des exemples concrets de ces impacts, mais il est essentiel de souligner que le réchauffement climatique est un facteur d'aggravation du double fardeau de maladies transmissibles et non transmissibles. La gravité du défi posé à l'humanité ne fait aucun doute.

Un risque majeur pour la sécurité alimentaire mondiale

Selon la FAO, il s'agit en premier lieu d'un risque sur la sécurité alimentaire mondiale, tant en termes de disponibilité, d'accès, d'utilisation que de stabilité. La recrudescence récente de la faim dans le monde est pour partie due à la variabilité du climat et aux extrêmes climatiques.

Le changement climatique a un impact qualitatif et quantitatif sur l'agriculture, notamment par le développement d'espèces invasives, la baisse de production du bétail, et plus généralement l'appauvrissement de la biodiversité. Sont tout à la fois en cause les inondations – en augmentation de plus de 65 % depuis 1995, particulièrement en Asie – et l'instabilité saisonnière des pluies, occasionnant des pertes de production de cultures vivrières en zone sahélo-soudanienne, de riz dans les deltas asiatiques.

Selon le GIEC, l'incidence du changement climatique réduit les rendements des cultures (notamment des céréales) dans certaines régions du monde et perturbe les ressources en eau. Au Sahel par exemple, les analyses prospectives montrent que d'ici à 2050, sans mesures d'adaptation appropriées, une baisse des productions céréalières de 20 % à 50 % doit être attendue du fait du changement climatique, potentiellement associée à une pénurie alimentaire. Ces tendances devraient se confirmer dans les années à venir. En impactant les récoltes, le changement climatique pourrait également contribuer à l'augmentation de la volatilité des prix des produits agricoles et au-delà, à une réduction de la qualité nutritionnelle et sanitaire des aliments.

Les vagues de chaleur

Si on a un peu oublié les terribles canicules qui ont frappé l'Europe en 1911, 1947, ou 1976, et les dizaines de milliers de décès prématurés qu'elles ont occasionnés, on garde en tête les

La surmortalité due à la canicule en France en 2003

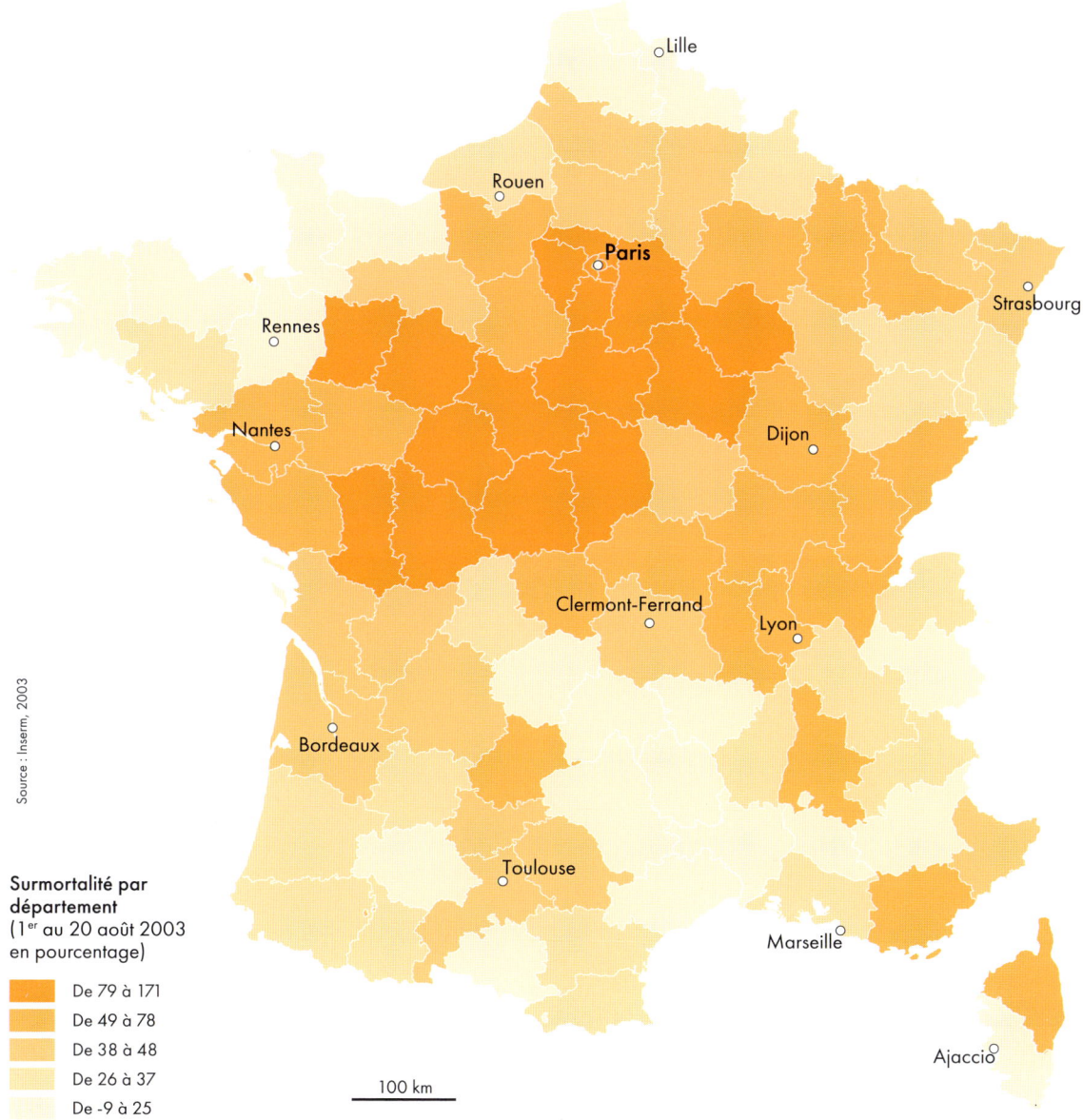

Source : Inserm, 2003

Surmortalité par département (1er au 20 août 2003 en pourcentage)

- De 79 à 171
- De 49 à 78
- De 38 à 48
- De 26 à 37
- De -9 à 25

100 km

épisodes de 2003 et 2019. E. Jougla et D. Hémon ont montré que la surmortalité avait été particulièrement importante en 2003 dans les régions Centre (+ 103 %) et en Île-de-France (+ 134 %), dans l'agglomération parisienne (+ 127 % à Paris, + 147 % dans l'Essonne, + 161 % dans les Hauts-de-Seine, + 160 % en Seine-Saint-Denis et + 171 % dans le Val-de-Marne). L'impact particulier en milieu urbain

est principalement dû à des îlots de chaleur occasionnant une surmortalité due à des hyperthermies, déshydratations, aggravation de pathologies chroniques, et syndromes d'épuisement. Pour autant, il n'y a pas de relation linéaire entre la température et les épisodes morbides ou la mortalité : les conditions de logement, l'accès aux soins, le lien social jouent un rôle important, comme l'a montré E. Cadot.

L'exemple récent des incendies dans la région New South Wales en Australie, des effets indirects des feux sur la pollution de l'air dans les villes, illustre les possibles conséquences catastrophiques (économiques, sociales, sanitaires, psychologiques) du changement climatique, de même que l'augmentation du niveau des océans, des inondations, des migrations provoquées, etc.

Qualité de l'air, une bombe à fragmentation

La qualité de l'air est une question primordiale car un adulte en inhale chaque jour de 10 000 à 20 000 litres ! L'OMS considère que 92 % de la population mondiale respire un air trop pollué qui serait à l'origine de 3 500 000 décès, soit 11,6 % des décès dans le monde.

On s'habitue progressivement aux alertes à la pollution, aux réglementations de la circulation automobile, et de nombreux débats politiques sur nos choix de sociétés prennent appui sur cette importante question de santé publique remettant en cause certains modèles de développement. Bref, on est loin du temps où le président Pompidou disait qu'il fallait adapter Paris au trafic des voitures.

La pollution de l'air désigne le plus souvent la contamination de l'air extérieur et intérieur aux habitations par des agents physiques, chimiques ou biologiques. Les principaux polluants primaires sont les oxydes de soufre (SO_x), les oxydes d'azote (NO_x), les composés organiques volatils (COV), l'ammoniac (NH_3), le monoxyde de carbone (CO) qui sont essentiellement libérés par l'activité humaine (certaines industries, transport, combustibles, agriculture, feux de forêt, etc.). Ces polluants sont à l'origine de pics d'ozone, de particules fines, etc., qui s'ajoutent à des phénomènes naturels, comme les vents de sable ou les éruptions volcaniques. Il va sans dire que la pollution ne connaît pas de frontières et que les pays sont fortement interdépendants. Si de plus en plus de pays et de villes mettent en place des observatoires de la qualité de l'air, toute la planète n'est pas couverte, tant s'en faut, et les absences de pollution qui apparaissent sur nombre de cartes traduisent d'abord l'absence de mesure, notamment en Afrique et en Amérique latine.

La qualité de l'air dans les villes du monde en 2018

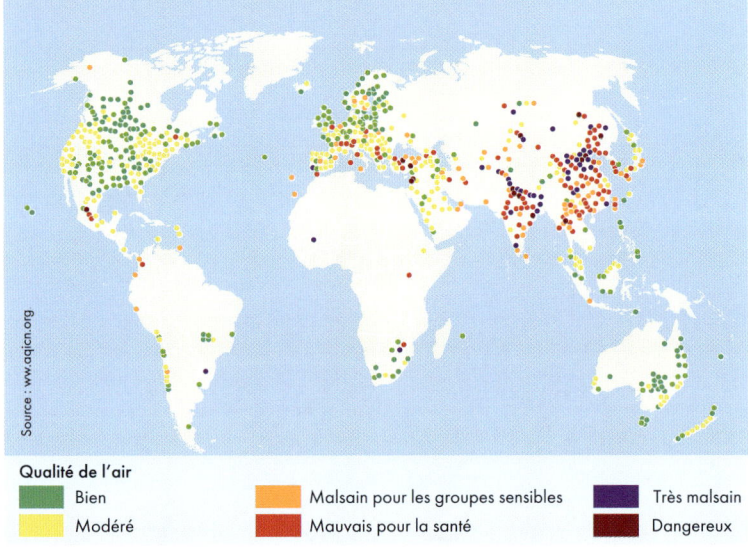

Source : ww.aqicn.org

Qualité de l'air
- Bien
- Modéré
- Malsain pour les groupes sensibles
- Mauvais pour la santé
- Très malsain
- Dangereux

Nombre d'années de vie perdues à cause de la pollution de l'air, en 2016

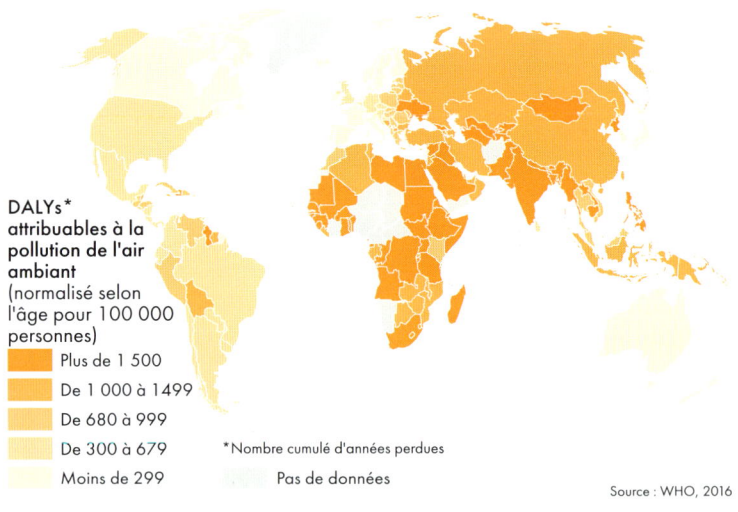

DALYs*
attribuables à la
pollution de l'air
ambiant
(normalisé selon
l'âge pour 100 000
personnes)
- Plus de 1 500
- De 1 000 à 1499
- De 680 à 999
- De 300 à 679
- Moins de 299
- Pas de données

*Nombre cumulé d'années perdues

Source : WHO, 2016

Une pollution de l'air intérieur aussi

La pollution de l'air intérieur aux habitations constitue également une question de santé publique importante : selon l'OMS plus de 4 millions de personnes meurent prématurément chaque année de maladies imputables à la pollution de l'air domestique due à des moyens de chauffage et de cuisine dangereux pour la santé. Les principales maladies dues, tout ou partie, à la pollution de l'air intérieur sont les maladies respiratoires – notamment des broncho-pneumopathies chroniques obstructives, et des cancers pulmonaires – des cardiopathies, des accidents vasculaires cérébraux. Les enfants, surtout les plus petits fréquemment à hauteur de pot d'échappement, sont les plus vulnérables. Toujours selon l'OMS, la pollution serait responsable de près de 50 % des décès pour cause de pneumonie des petits.

Le planisphère des Dalys* dus à l'air ambiant réalisé par l'OMS pour l'année 2016 donne une image de l'ampleur mondiale de ce phénomène : presque tous les pays sont touchés, certains plus que d'autres, notamment en Europe orientale, en Russie, dans les îles de la mer des Philippines, le Proche et Moyen-Orient, les États-Unis. Même l'Afrique est concernée, au premier chef. On aurait donc tort de voir dans la pollution un problème des pays du Nord.

Il est très intéressant de suivre les mouvements sociaux contre cette pollution. Ici et là s'affirme une société civile, même dans les pays autoritaires où elle n'a pas de place reconnue, comme en Chine ou au Vietnam. Le niveau de pollution peut atteindre de tels niveaux qu'il a un impact économique direct, par exemple de frein au tourisme, ou à des investissements industriels. Il est même parfois facteur de mobilité géographique, ceux qui le peuvent quittant leur ville trop polluée, comme on l'observe en Asie.

De pollutions sans frontière à l'action locale

Si le propre de la qualité de l'air est que c'est un problème qui touche tout le monde, il n'en reste pas moins que l'exposition est le plus souvent inégale au sein d'une ville, affectant davantage les populations vivant en zones industrielles, en bordure de grands axes routiers, etc. Cette pollution de l'air se cumule ainsi avec des nuisances sonores !

Des politiques locales sont promues ici et là, notamment à Paris avec un encouragement aux transports peu polluants, ou dans le Grand Paris avec une politique de zones à faible émission dont les bénéfices sanitaires sont avérés, notamment pour l'asthme de l'enfant, et bien au-delà de la seule zone visée. D'autres actions devraient être entreprises, notamment en Afrique, mais les leviers d'action sont peu nombreux, notamment parce qu'il est difficile de développer une politique de transport en commun dans des villes dont la croissance est mal maîtrisée, de contrôler les activités économiques polluantes dans des pays où le chômage est endémique, où certaines activités informelles dangereuses – comme le fumage du poisson – constituent une ressource économique essentielle pour les femmes.

Plus globalement, on évalue mal « l'effet cocktail » d'une pollution de l'air qui se potentialise avec les effets sur la santé d'un air contenant des filaments microscopiques de plastiques, des résidus de pesticides, etc.

La pollution moyenne en Île-de-France en 2018

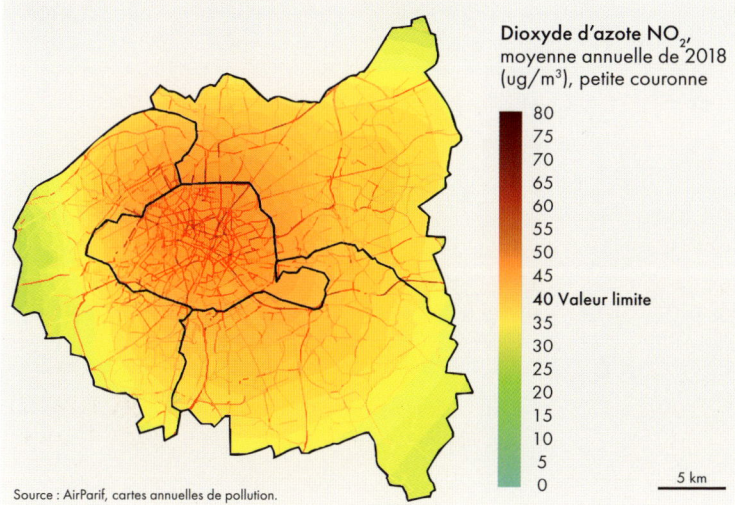

Source : AirParif, cartes annuelles de pollution.

La pollution en Île-de-France pendant le confinement dû au Covid-19, le 10 avril 2020

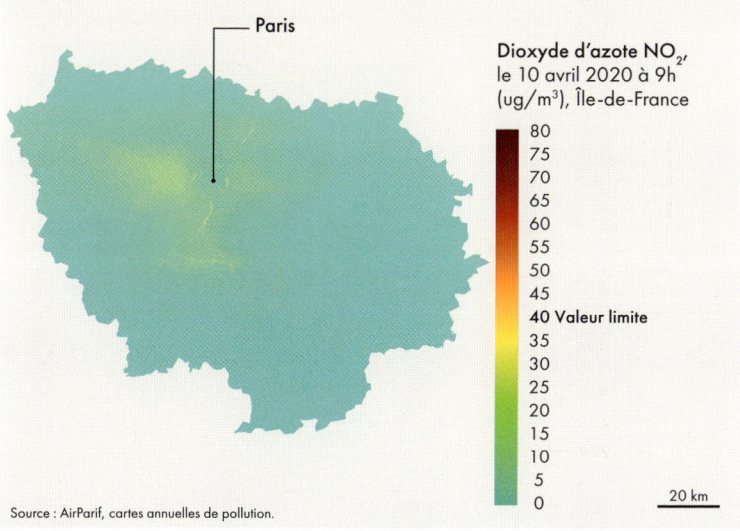

Source : AirParif, cartes annuelles de pollution.

Les antibiorésistances : le défi du siècle ?

La consommation excessive des antibiotiques dans le monde pourrait être responsable de plus de 10 millions de morts par an en 2050. Ce fléau concerne la médecine humaine mais également l'agriculture, avec des disparités géographiques fortes.
La mondialisation est un facteur aggravant la dissémination des antibiorésistances.

Un problème de santé publique mondial

Le 30 avril 2014, le Dr Keiji Fukuda, sous-directeur de l'OMS, déclarait : « … le monde s'achemine vers une ère post-antibiotiques, où des infections courantes et des blessures mineures soignées depuis des décennies pourraient à nouveau tuer. » La même année, le Premier ministre David Cameron commandait une revue scientifique indépendante sur la résistance antimicrobienne à l'économiste Jim O'Neill. Son dernier rapport (mai 2016) recommande, entre autres, la réduction d'antibiotiques non nécessaires dans le secteur agricole, l'amélioration de l'hygiène et la promotion de la vaccination, dans le cadre d'une coalition mondiale (via le G20 ou l'Organisation des Nations unies). Sur le plan économique,

il propose d'imposer à l'industrie pharmaceutique des frais d'investissement pour les antibiotiques. Les entreprises auraient le choix de payer si elles ne souhaitent pas s'investir dans la recherche dans ce domaine, et les fonds collectés serviraient à améliorer le marché des solutions disponibles (diagnostic, vaccin…).

Des disparités géographiques

L'Inde, l'Asie du Sud-Est, la Chine, l'Afrique et l'Amérique du Sud constituent les régions du monde à forts taux d'antibiorésistances. Les usages des antibiotiques y sont les plus élevés, chez l'homme comme chez l'animal. Ils sont la plupart du temps accessibles sans ordonnance. La contrefaçon y est importante (30 % des médicaments contrefaits dans le monde sont des antibiotiques).

Ces pays concentrent l'essentiel de la fabrication industrielle des antibiotiques (notamment l'Inde et la Chine), avec des normes de rejet environnemental quasi inexistantes. En 2007, une étude a montré que la concentration de certains antibiotiques (fluoroquinolones) dans l'eau en aval de sites industriels était de 8 à 62 fois supérieure à celle nécessaire pour traiter un patient.

Depuis le 1er janvier 2006 en Europe, il est interdit d'utiliser les antibiotiques comme promoteurs de croissance animale, ce qui n'est pas le cas dans 75 % des pays du monde. Au sein de l'Europe, les plus fortes réductions d'usage d'antibiotiques en élevage ont été obtenues au Danemark, aux Pays-Bas et en France alors que les pays du sud de l'Europe (Chypre, Grèce, Italie, Espagne) restent très consommateurs. Parfois au sein d'un même pays, ces disparités ont pu être observées. En 2005, les Pays-Bas étaient les plus faibles consommateurs européens d'antibiotiques en médecine humaine et les plus forts en élevage.

Au-delà de l'Europe, des disparités analogues existent. Au Chili, la production de saumons a connu un essor considérable, avec un usage des fluoroquinolones 10 fois plus élevé qu'en médecine humaine. En Thaïlande, c'est la conversion des rizières et des étangs en fermes industrielles de crevettes qui est associée à un usage massif d'antibiotiques, avec un impact sur les écosystèmes aquatiques puisque les antibiotiques sont administrés dans l'eau.

Taux d'acquisition des bactéries multirésistantes en fonction des régions de voyage

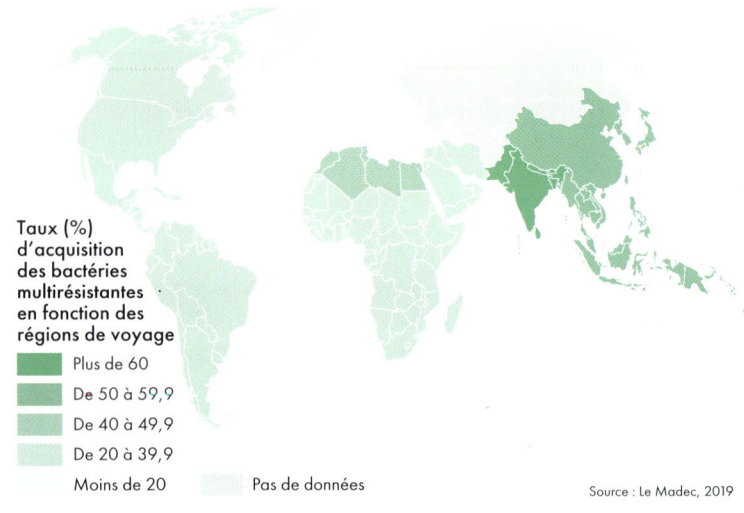

Taux (%) d'acquisition des bactéries multirésistantes en fonction des régions de voyage

- Plus de 60
- De 50 à 59,9
- De 40 à 49,9
- De 20 à 39,9
- Moins de 20
- Pas de données

Source : Le Madec, 2019

Impact des échanges commerciaux sur la prévalence du SARM chez le porc

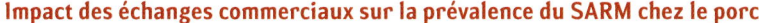

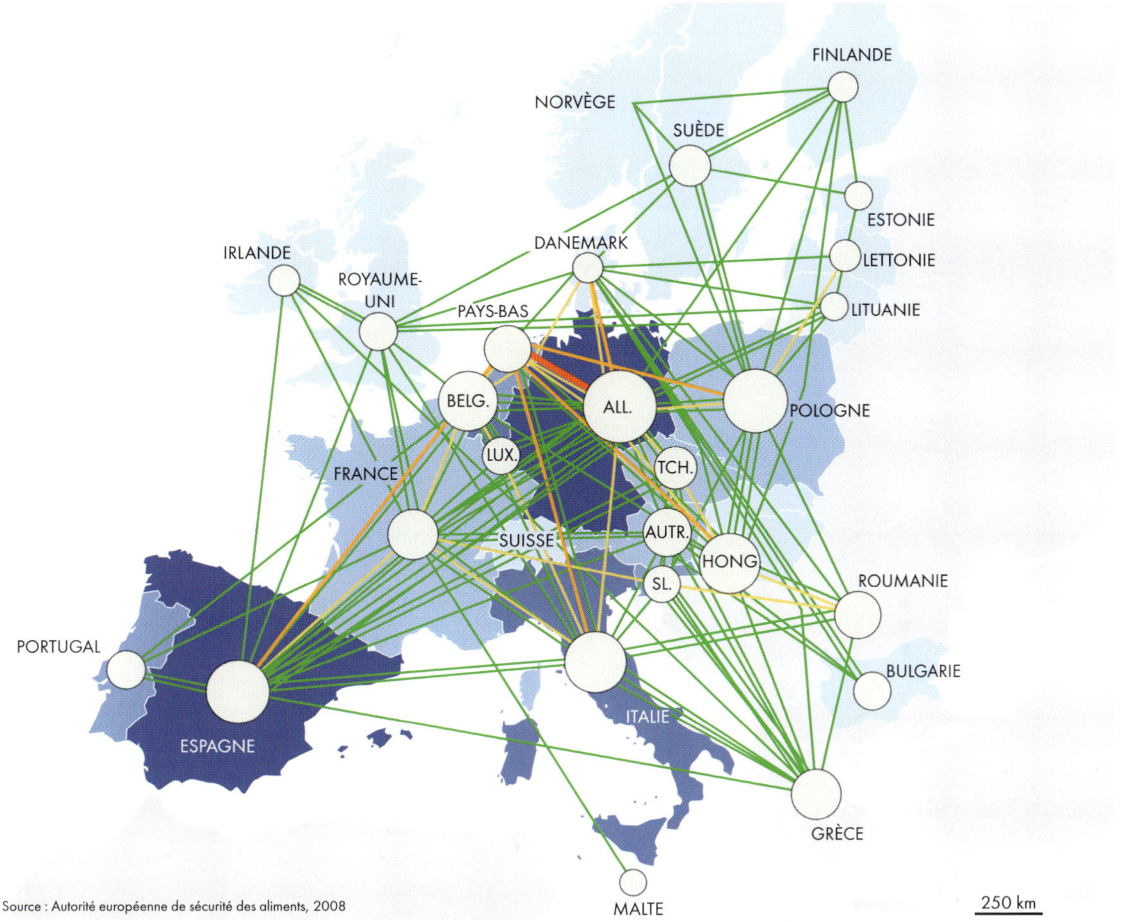

Source : Autorité européenne de sécurité des aliments, 2008

250 km

Importation/exportation de porcs d'élevage, en nombre de cochons

- Supérieur à 1 000 000
- De 100 001 à 1 000 000
- De 10 001 à 100 000
- De 1 000 à 100 000
- Inférieur à 1 000

Flux d'importation/exportation, en nombre de cochons

- Supérieur à 1 000 000
- De 100 001 à 1 000 000
- De 10 001 à 100 000
- Inférieur à 10 000

Proportion d'exploitations ayant du SARM*

- De 40,1 à 46
- De 14,8 à 40
- De 5,4 à 14,7
- De 1,1 à 5,3
- De 0 à 1

SARM* : Staphylocoque doré résistant à la méticilline

Dynamique des antibiorésistances

La mondialisation est un facteur important de dissémination des antibiorésistances. La Chine fournit le tiers des produits de la mer consommés dans le monde. En 2019, 40 % des crevettes consommées en Suisse (principalement importées de Thaïlande) sont contaminées par des bactéries multirésistantes. En Europe, une étude de 2008 montre que la prévalence nationale de staphylocoques dorés résistants à la méticilline (SARM) chez le porc est proportionnelle à la fréquence des échanges commerciaux de porcs. Chez l'homme, les voyages à l'étranger sont un risque d'acquisition de bactéries multirésistantes, avec des taux d'acquisition variables selon les régions géographiques. La diarrhée (altération de la barrière digestive) et la prise d'antibiotiques sont deux facteurs de risque majeurs. À son retour, le voyageur est plus à risque de développer une infection à bactéries multirésistantes, et de transmettre ces bactéries à son entourage.

LES CHIFFRES CLÉS

700 000 personnes meurent chaque année dans le monde des suites d'infections à bactéries multirésistantes.

L'antibiorésistance pourrait être la 1ʳᵉ cause de décès (10 millions) en 2050, soit plus que le cancer, et plus que le paludisme, la tuberculose et le VIH réunis.

On estime à 100 000 milliards de dollars le manque à gagner de PIB d'ici 2050 à cause des antibiorésistances.

Les 4/5 des antibiotiques dans le monde sont utilisés chez les animaux.

COVID-19, la pandémie redoutée est arrivée

L'OMS déclare l'état d'urgence sanitaire le 30 janvier 2020 et érige l'épidémie de Covid-19 en pandémie le 11 mars suivant. Très vite, toute la planète est touchée, occasionnant au moins 400 000 morts à la mi-juin 2020. La rapidité et l'étendue de la diffusion de ce virus sont sans précédent, image de la globalisation des échanges et de l'interdépendance des pays du monde.

Cas confirmés et nombre officiel de décès par Covid-19 dans le monde au 14 juin 2020

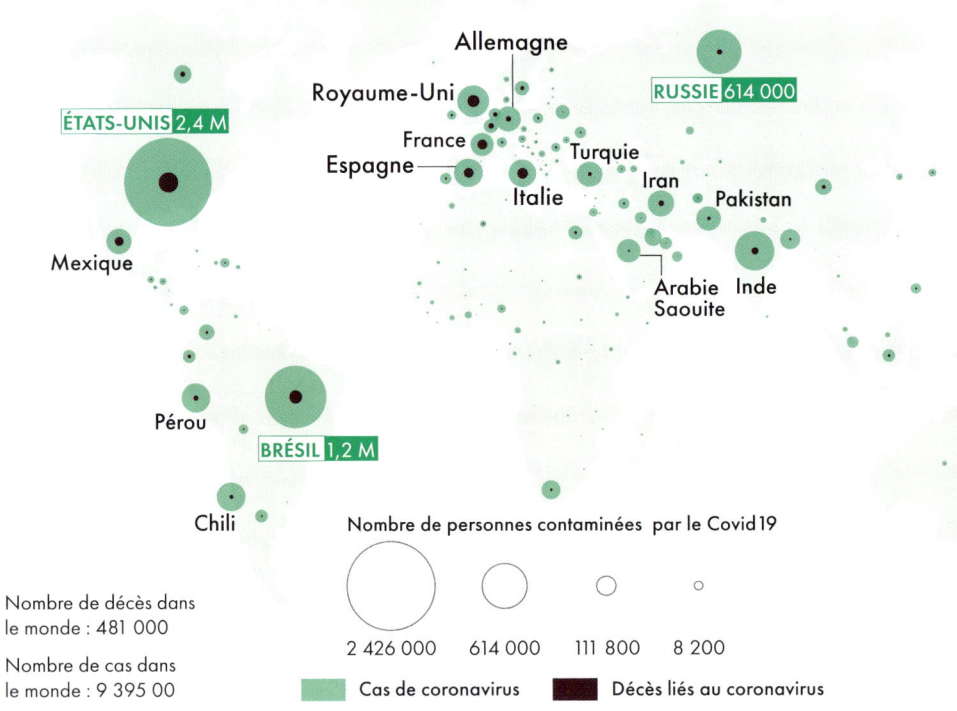

Nombre de personnes contaminées par le Covid 19

Nombre de décès dans le monde : 481 000

Nombre de cas dans le monde : 9 395 00

2 426 000 | 614 000 | 111 800 | 8 200

Cas de coronavirus | Décès liés au coronavirus

Source : Compilation de données, Wikipédia 2020

La Chine et l'OMS ont annoncé, le 9 janvier 2020, la découverte d'un nouveau coronavirus (le « SARS-CoV-2 », et la maladie « Covid-19 »), responsable d'une épidémie de pneumonie. Les premiers cas seraient apparus en décembre 2019 dans le marché de la ville de Wuhan (province de Hubei). Personne n'imaginait alors qu'on compterait à la mi-juin 2020, *a minima,* 8 millions de cas dans le monde dans 188 pays touchés.

Ces chiffres doivent être lus avec prudence : le nombre de cas confirmés dépend de l'usage de tests, et le nombre de décès fonction de la qualité des déclarations. D'autres calculs seront nécessaires : taux standardisés par âge de mortalité ; coût sanitaire par les décès induits (autres urgences non prises en charge et défaut de suivi médical).

Transmission du SARS-CoV-2

Les chauves-souris semblent le réservoir du virus, mais un hôte intermédiaire serait intervenu dans la chaîne de contamination : le pangolin. Une fois la transmission interhumaine établie, celle-ci se fait par les postillons. Les coronavirus forment une vaste famille de virus pathogènes, à l'origine par exemple du syndrome respiratoire du Moyen-Orient (MERS) ou du syndrome

respiratoire aigu sévère (SRAS). Tous ces virus semblent similaires mais leur pouvoir infectant, et la sévérité de la maladie, sont différents. Ainsi le SARS-CoV-2 est bénin pour 80 % des personnes infectées, mais présente le pouvoir de transmission le plus élevé (1 personne pourrait en contaminer 3 à 4). Par ailleurs, il affecterait surtout les populations âgées et celles souffrant de pathologies chroniques (diabète, maladies cardiovasculaires…). Les principales complications sont une détresse respiratoire aiguë (30 % des cas), une myocardite ou une surinfection bactérienne (10 %), une libération importante de cytokines pouvant entraîner la mort.

Un virus à la conquête du monde

Le 21 mars, près d'un milliard de personnes sont confinées dans 35 pays. 600 millions de personnes, dans 22 pays, ont fait l'objet d'un confinement obligatoire (France ou Italie). Les autres sont soumises à des couvre-feux (Bolivie, Sénégal), des quarantaines (Azerbaïdjan ou Kazakhstan) ou à des appels à ne pas sortir de chez soi (Iran).

Le 2 avril, plus d'un million de cas ont déjà été enregistrés. Aucun pays n'est épargné mais la maladie évolue de façon très inégale. À la mi-juin, cette épidémie aura tué près de 120 000 personnes aux États-Unis, 44 000 au Brésil, et 41 000 au Royaume-Uni ! L'Afrique restait à cette date épargnée, même si les 54 pays du continent sont touchés. On y comptait 226 034 cas et 6 070 décès au 13 juin 2020, mais ces chiffres seraient sous-estimés.

Des événements publics ont souvent été à l'origine de diffusions fortes.

Le SARS-CoV-2, un révélateur d'inégalités

Souvent les pays les plus pauvres subissent le plus durement les fléaux infectieux (paludisme, dengue, Ebola, etc.). Dans le cas du Covid-19, et presque à l'inverse, les pays les plus riches ont été fortement touchés.

Le confinement n'a pas été perçu de la même façon selon les aides des gouvernements ou des capacités à s'adapter (travailler et étudier à distance…). Partout les populations les plus pauvres ont été les plus touchées. En France, on a enregistré une surmortalité importante dans les zones plus défavorisées (Seine-Saint-Denis). À l'origine, plusieurs facteurs : une moindre offre de soins, un moindre accès aux soins, une comorbidité plus fréquente. S'y ajoute la pollution de l'air, facteur de fragilités respiratoires, et peut-être vecteur de virus. L'épidémie a aussi révélé des situations d'insécurité alimentaire (enfants qui perdaient la garantie des repas à la cantine) et de fragilité sociale (violences domestiques). Certaines catégories socio-professionnelles ont été plus affectées : soignants, salariés des commerces, des transports ou du ramassage des déchets, et ceux qui n'avaient pas les moyens de se protéger (sans-abris ou migrants).

Et maintenant ?

Les pays étaient inégalement préparés. En France, le manque de masques, de tests, la fragilisation des hôpitaux par des fermetures de lits et le manque de personnel ont créé une tension extrême avec l'arrivée massive de malades, révélant la situation critique de notre système de soins, et montré le coût final exorbitant d'une politique voulant rentabiliser les soins hospitaliers.

Cette crise a également révélé la dépendance des pays vis-à-vis des industries pharmaceutiques, qui ont délocalisé leurs activités en Chine ou en Inde.

Si la situation semble sous contrôle en France métropolitaine en juin 2020, ce n'est pas le cas partout, notamment dans les pays qui, pour des raisons diverses, ont nié la gravité de l'épidémie (États-Unis, Russie, Brésil, Iran…). Des mesures de déconfinement sont en cours, mais les chaînes de transmission existent toujours, des *clusters* apparaissent encore et aucun vaccin n'est encore disponible.

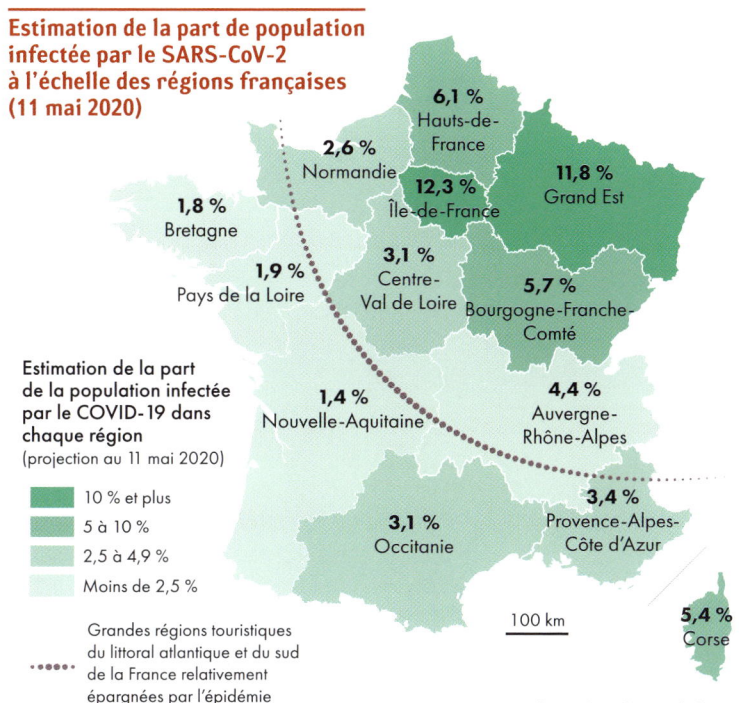

Estimation de la part de population infectée par le SARS-CoV-2 à l'échelle des régions françaises (11 mai 2020)

6,1 % Hauts-de-France
2,6 % Normandie
12,3 % Île-de-France
11,8 % Grand Est
1,8 % Bretagne
1,9 % Pays de la Loire
3,1 % Centre-Val de Loire
5,7 % Bourgogne-Franche-Comté
1,4 % Nouvelle-Aquitaine
4,4 % Auvergne-Rhône-Alpes
3,4 % Provence-Alpes-Côte d'Azur
3,1 % Occitanie
5,4 % Corse

Estimation de la part de la population infectée par le COVID-19 dans chaque région (projection au 11 mai 2020)

- 10 % et plus
- 5 à 10 %
- 2,5 à 4,9 %
- Moins de 2,5 %

100 km

Grandes régions touristiques du littoral atlantique et du sud de la France relativement épargnées par l'épidémie

Source : Institut Pasteur et *Le Figaro*

Étapes de la transmission des coronavirus

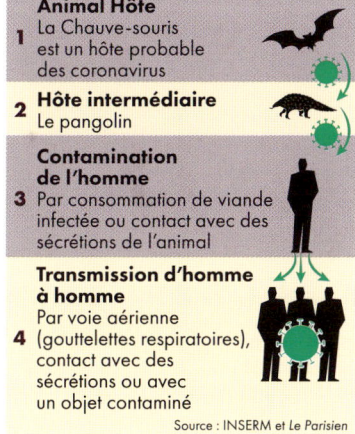

1 Animal Hôte
La Chauve-souris est un hôte probable des coronavirus

2 Hôte intermédiaire
Le pangolin

3 Contamination de l'homme
Par consommation de viande infectée ou contact avec des sécrétions de l'animal

4 Transmission d'homme à homme
Par voie aérienne (gouttelettes respiratoires), contact avec des sécrétions ou avec un objet contaminé

Source : INSERM et *Le Parisien*

Les conséquences de cette pandémie sont multiples : les générations futures porteront longtemps le coût économique de cette crise ; sur le plan sanitaire, il faut repenser notre système préventif et curatif ; les libertés individuelles et publiques ont été mises à mal. On veut croire que l'utilisation de drones ou de chiens-robots (Singapour) ne sera que temporaire… Mais l'histoire des épidémies a montré que ces crises avaient souvent été l'alibi de politiques discriminatoires.

Conclusion

La géographie a sans doute une place secondaire dans le champ de la santé : par rapport aux sciences de la santé et de l'écologie bien sûr, mais aussi par rapport aux autres sciences sociales, parce que moins explicative que l'anthropologie, moins réflexive que la philosophie, sans la capacité de mise en perspective de l'histoire. Mais elle est souvent incontournable parce que les faits de santé ne sont pas hors-sol, qu'ils s'inscrivent dans des espaces et des constructions territoriales qui se donnent à lire pour qui a une culture géographique. Incontournable aussi si elle est explicative, enrichit les connaissances sur la santé, qu'elle permet des approches comparatives sur les processus socio-spatiaux à l'œuvre dans différents lieux, à différentes époques, autrement dit à condition qu'elle ne soit pas qu'une trousse à outils, fussent-ils cartographiques ou d'analyse spatiale.

Les exemples où la géographie a su enrichir, voire renverser, les points de vue dominants sur les questions sanitaires sont nombreux : renversement du lien entre onchocercose et sous-développement, critique de toute forme de déterminisme urbain de la santé, interactions entre santé publique et aménagement du territoire, et plus généralement entre santé et développement. Si en France, la géographie de la santé a comblé une partie de son retard par rapport à ses voisins, elle reste toujours à la merci d'une instrumentalisation technique, sans profondeur sociale. Ce n'est heureusement pas le cas dans les collaborations mises en place avec les promoteurs des concepts prometteurs de « One Health », « Ecohealth » ou de « la santé dans toutes les politiques ».

Le rapide panorama dressé de la santé mondiale aura-t-il été assez didactique pour montrer que la planète se trouve face à des problèmes tout à fait originaux et extraordinairement complexes, sans aucun précédent dans l'histoire de l'humanité ? Que la compréhension de ces problèmes impose une approche plus pluridisciplinaire que jamais ? Que l'action préventive et curative doit être plus intersectorielle encore, mobilisant tous les leviers des déterminants de la santé, pour que cette dernière soit dans toutes les politiques ? Que, pour louable qu'elle soit, la recherche d'un peu plus d'équité « quand elle est possible », n'est que le parent pauvre d'une réduction des inégalités de santé et de leurs déterminants ? Qu'il est temps de considérer la santé comme une composante du champ régalien, pour que de véritables politiques de santé soient construites, et pas seulement de la maladie et des soins ?

Plus généralement, aura-t-il éclairé le besoin de collaborations, de solidarités, de régulations, de réglementations internationales, parce que la promotion de la santé est facteur de paix, quand les logiques mercantiles sont facteurs de guerre ? Si les critiques dont fait l'objet l'OMS ne sont pas toutes injustifiées, son affaiblissement, comme ceux de la FAO, de l'UNICEF ou du FNUAP, ne peut que freiner les progrès sanitaires. La place croissante de fonds privés dans son financement livre une institution des Nations unies à des logiques qui ne sont pas les siennes, la contraint à des priorités qui sont celles des bailleurs.

Si les défis sanitaires commencent à être intégrés dans les prospectives économiques et géopolitiques, particulièrement depuis la pandémie de Covid-19, la question fondamentale reste bien sûr celle des causes des défis identifiés, des fractures entre pays riches et pays pauvres, entre quartiers riches et quartiers pauvres. C'est tout un mode de développement, fondé sur la seule croissance économique qui se trouve mis en accusation : la mondialisation des échanges, des pollutions et leurs cortèges d'atteintes à l'environnement ; l'agriculture, l'élevage et l'industrie agro-alimentaire tournés vers le profit le plus immédiat possible ; la santé considérée comme un marché économique comme un autre ; la moindre redistribution des richesses et la perte de mixité sociale, etc.

Les constats dressés dans le champ de la santé mettent en cause le modèle ultra-libéral qui s'est mis en place. Ils ne sont pas éloignés de ceux élaborés par les spécialistes du changement du climat ou de perte de la biodiversité, domaines dont on comprend de mieux en mieux les liens avec le champ de la santé. Cette prise de conscience, simultanément scientifique et politique, est essentielle. Elle doit inciter les chercheurs à s'engager davantage dans les débats citoyens, à donner l'état des connaissances, à présenter les alternatives. La géographie peut y participer en dressant, dans l'esprit qui a été explicité, l'état des lieux sanitaires, condition d'une transparence démocratique sur l'établissement des orientations, des priorités, consciente qu'il ne peut y avoir de science sans démocratie, et pas de démocratie sans science.

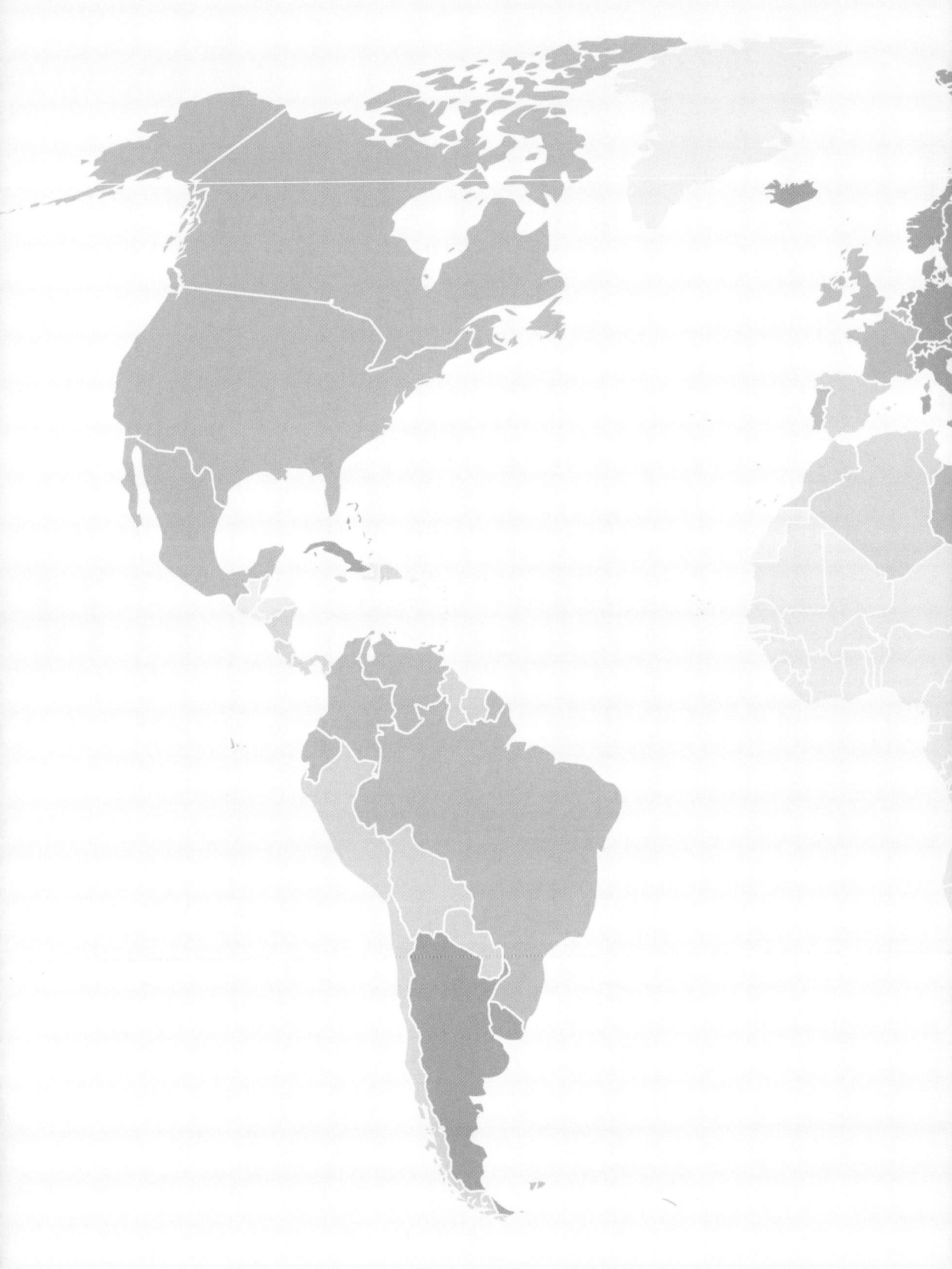

Annexes

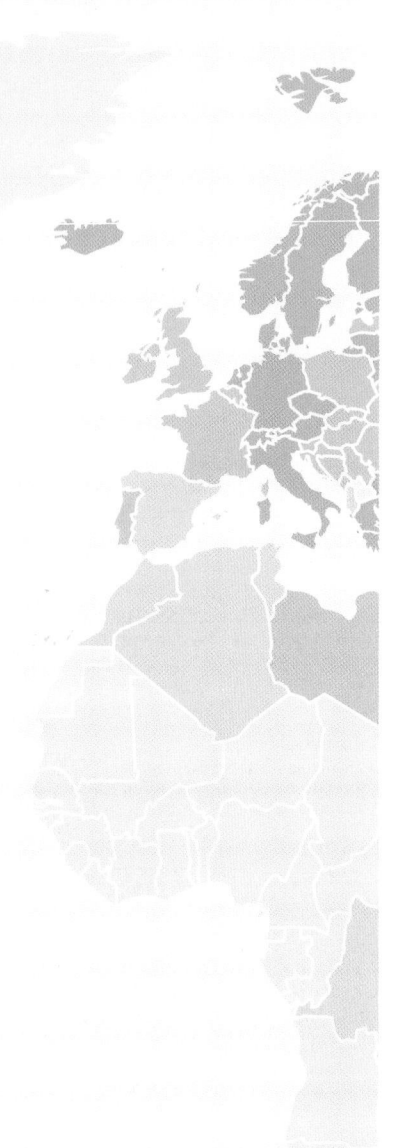

Glossaire

Dalys, YLD, YLL :
Dalys est l'acronyme anglais de
Disability Adjusted Life Years, qui calcule
le nombre d'années de vie perdues à
cause d'une maladie. C'est une mesure
de la charge d'une maladie dans une
communauté qui prend en compte
les années vécues avec un handicap
(*Years Lived with a Disability*, YLD),
et les années de vie perdues dues à une
mort précoce (*Years of Life Lost*, YLL).

Épidémie, pandémie, endémie :
ces trois notions complémentaires
se distinguent selon des caractères
spatiaux et temporels :

- **une endémie** s'applique à une
  maladie permanente dans une zone
  géographique circonscrite
  (endémie palustre en Afrique) ;

- **une épidémie** se définit par
  une émergence ou une croissance
  rapide d'une maladie dans une aire
  géographique et sur un pas de
  temps limités (Ebola) ;

- **une pandémie** est une épidémie de
  grande envergure, qui se développe
  sur un vaste territoire pendant une
  période longue (grippe espagnole).

Les épidémies et les endémies
se caractérisent par leur mode de
diffusion, fonction de la circulation des
hommes et des marchandises (dengue,
tuberculose, coronavirus).

Espérance de vie :
l'espérance de vie calcule l'âge moyen
au décès d'une génération fictive à
l'âge x, soumise aux taux de mortalité
de l'année n pour un lieu y. L'espérance
de vie peut donc se calculer
à différents âges.

État nutritionnel (Indicateurs) :

- **Pour les enfants de moins de 5 ans**,
  on caractérise la malnutrition aiguë
  par un faible poids pour la taille,
  et la malnutrition chronique par
  une petite taille pour l'âge.

- **Pour les enfants de 5 à 18 ans**,
  la maigreur, le surpoids ou l'obésité
  sont définis par l'écart-type en
  dessous ou au-dessus de la médiane
  de référence de l'OMS.

- **Pour les adultes**, on calcule l'indice
  de masse corporelle (IMC) en
  rapportant le poids à la taille au carré.
  Un IMC inférieur à 18,5 définit un
  état de maigreur, de 18,5 à 25 une
  corpulence normale, de 25 à 30
  un surpoids, plus de 30 une obésité.

Ces mesures standardisées ont
légitimement fait l'objet de polémiques
car elles ne tenaient pas compte
des différences de morphologies
des populations humaines, elles sont
maintenant fréquemment adaptées
aux contextes.

One Health (une seule santé) :
ce concept permet l'approche
systémique des liens interactifs entre
santé des hommes, des animaux
domestiques et sauvages, et
environnement. Elle associe
sciences de la santé, sciences
de l'environnement, et sciences
sociales, de l'échelle la plus locale
à la plus globale.

Maladies transmissibles :
elles regroupent les maladies
infectieuses dues à des
microorganismes pathogènes (virus,
bactéries, champignons, prions

ou parasites) qui se transmettent par contact direct (grippe) ou indirect (maladies à transmission vectorielle comme le paludisme pour lesquelles les agents pathogènes sont transmis d'un hôte vertébré à un autre par l'intermédiaire d'un vecteur, généralement un arthropode hématophage comme le moustique).

Maladies non transmissibles : également appelées maladies chroniques, elles tendent à être de longue durée et résultent d'une association de facteurs génétiques, physiologiques, environnementaux et comportementaux. Ce sont principalement les maladies cardiovasculaires, les cancers, les maladies respiratoires chroniques (asthme) et le diabète.

Mortalité (taux de) :

• **Taux de mortalité infantile :** rapport annuel entre le nombre de décès avant l'âge d'un an pour 1000 naissances vivantes.

• **Taux de mortalité infanto-juvénile :** rapport annuel entre les enfants décédés avant l'âge de 5 ans et l'ensemble de la population de cette tranche d'âge.

• **Taux de mortalité maternelle :** rapport entre le nombre de femmes décédées à la suite de conséquences obstétricales pendant la grossesse ou dans les 6 semaines suivant l'accouchement, et le nombre de naissances vivantes.

• **Taux de mortalité prématurée :** désigne généralement les décès intervenus avant 65 ans.

• **Taux de mortalité (prématurée) évitable :** on distingue la mortalité évitable liée aux comportements individuels (tabac, alcool, etc.), et la mortalité évitable liée au fonctionnement du système de soins préventifs et curatifs (couverture vaccinale insuffisante, manque de dépistage, etc.).

Objectifs de développement durable : en 2015, les Nations unies ont défini 17 objectifs à atteindre en 2030. Parmi eux, de nombreux concernent la santé et ses déterminants, comme ceux touchant à l'éradication de la pauvreté, la lutte contre la faim, l'accès à la santé, l'accès à l'eau potable et à l'assainissement, et la réduction des inégalités.

Prévalence, incidence, létalité (taux de) :

• **La prévalence** rapporte le nombre de cas de maladies à la population concernée à un moment ou une période donnés, sur un espace donné.

• **L'incidence** rapporte le nombre de nouveaux cas à la population concernée à un moment ou une période donnés, sur un espace donné.

• **La létalité** rapporte le nombre de décès de personnes dû à une maladie, à la population concernée à un moment ou une période donnés, sur un espace donné. Ce taux mesure la virulence d'une maladie.

Ces trois notions de base en épidémiologie et géographie de la santé sont fréquemment utilisées simultanément (une baisse de prévalence pouvant s'expliquer par une létalité forte), et en taux standardisés sur le sexe et l'âge.

Taux standardisés : pour rendre comparables des taux entre deux espaces dont les populations auraient une structure par âge différente, on standardise les données, selon deux méthodes, directe ou indirecte.

Taux de fécondité : nombre de naissances vivantes pour 1000 femmes en âge de procréer.

Zoonoses : maladies infectieuses des animaux vertébrés transmissibles à l'être humain. Nombreuses et variées tant du point de vue étiologique que de leurs modes de transmission : directes (par contact, voie aérienne ou sanguine) ou indirectes (vectorielle, via l'eau et les aliments), elles peuvent être d'origine bactérienne (brucellose, leptospirose, charbon, peste, etc.), virale (encéphalite japonaise, fièvre de la vallée du Rift, rage, fièvre hémorragique à virus Ebola, etc.) ou parasitaire (leishmaniose, cysticercose, etc.).

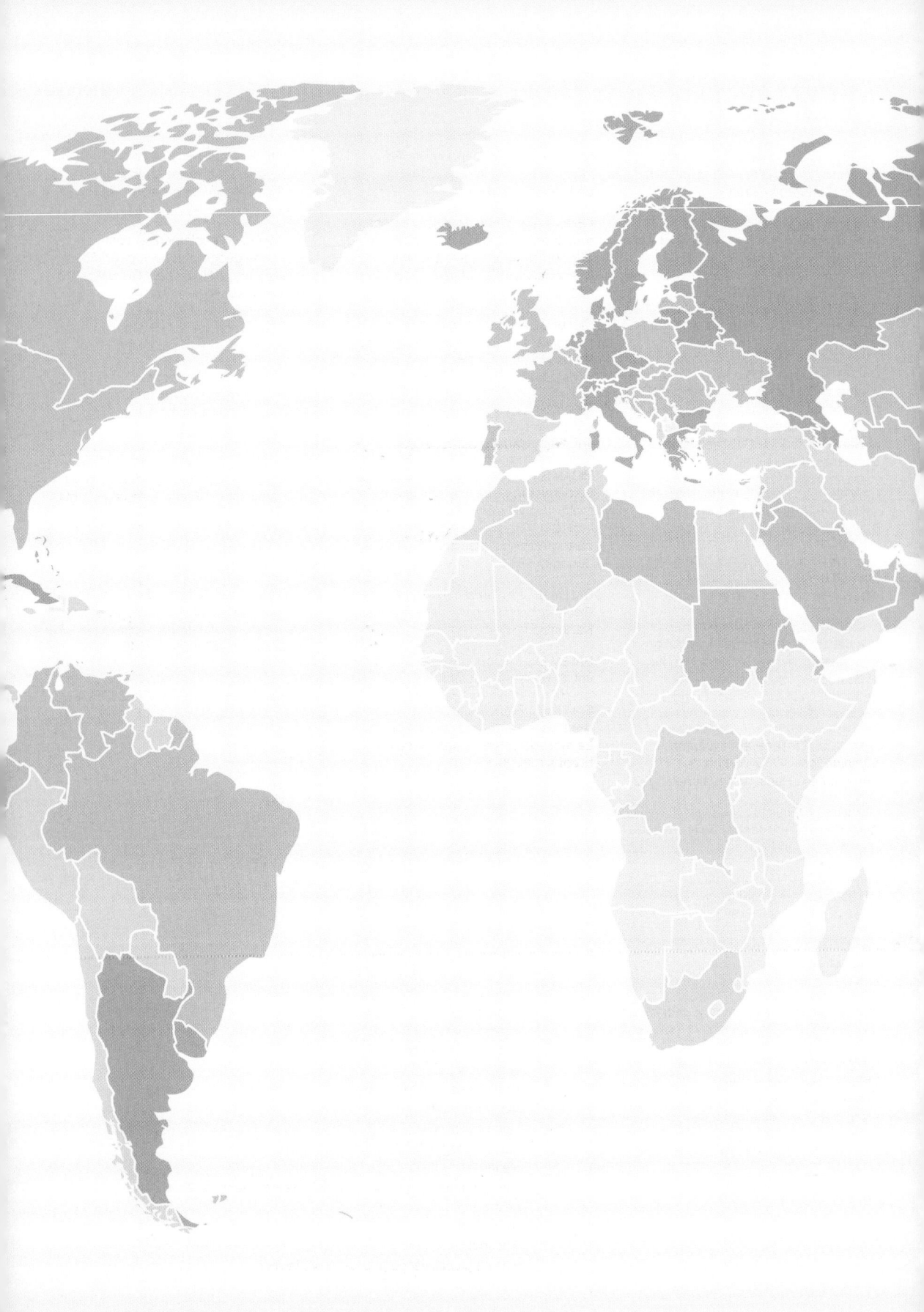

Bibliographie

BARRETT F.A., *Disease & Geography: the History of an idea*, Atkinson College, Dpt of Geography, 2000

BATAL M., STEINHOUSE L., DELISLE H., « La transition nutritionnelle et le double fardeau de la malnutrition », vol. 28, 4, *Médecine et santé tropicale*, 2018

BRAUDEL F., *L'Identité de la France. Espace et Histoire*, Arthaud-Flammarion, 1986

CALDWELL J., «Introductory Thoughts on Health Transition», in *What We Know about Health Transition: The Cultural, Social and Behavioral Determinants of Health*, ed. John Caldwell, *et al.* Canberra ; 1990

CARROUÉ L., *Atlas de la mondialisation. Une seule terre, des mondes*, Autrement, 2020

DESPLANQUES G., « L'inégalité sociale devant la mort », *Économie et Statistiques*, 162, p. 29-50, 1984

ENGELS F., *La Situation de la classe laborieuse en Angleterre*, Traduction et appareil critique de Gilbert Badia et de Jean Frédéric, avant-propos de E.J. Habsbawn., Paris, Éditions sociales, 2019

FEBVRE L., *La Terre et l'évolution humaine*, coll. « L'évolution de l'Humanité », Paris, Albin Michel, 1922

GEMENNE F, RANKOVICN A., *Atlas de l'anthropocène*, Science Po, Les Presses, 2019

GRMEK M.D., « Géographie médicale et histoire des civilisations », *Annales*, 18-6, p. 1071-1097, 1963

HIPPOCRATE, *Airs, eaux, lieux*, Texte établi et traduit par J. Jouanna, Paris, Les Belles Lettres, 1996

MALTE-BRUN C., *Précis de la géographie universelle*, t. II, Paris, éd. de Huot, 1832

MEADE M.S, EARIKSON R.J, *Medical geography*, Second edition, Guilford Press, 2000

NICOLLE C., *Destin des maladies infectieuses*, Leçons du Collège de France, 1939

OMRAN A.R., "The epidemiological transition. A theory of the epidemiology of population change", *Milbank Memorial Fund Quaterlyn* 4, 71, 509-538, 1971

PISON G., *Atlas de la population mondiale. Croissance démographique, vieillissement et migrations : trois grands défis pour l'humanité*, Autrement, 2019

RICAN S., SALEM G., JOUGLA E., « Villes et santé respiratoire en France », vol. 78/3, *Cahiers Santé*, 2003

RICAN S., « La cartographie des données épidémiologiques. Les principales méthodes de discrétisation et leur importance dans la représentation cartographique, *Cahiers Santé*, 8, 6, décembre 1998

SALEM G., *La Santé dans la ville. Géographie d'un petit espace dense*, Karthala, 1998

SALEM G., « Géographie de la santé », vol. 8, 6, 419-469, *Cahiers Santé*, 1998

SALEM G., RICAN S., JOUGLA, E., *Atlas de la santé en France*, vol. 1 : *La mortalité*, Paris, John Libbey Eurotext, 2000

SALEM G., RICAN S., KURZINGER M.L., *Atlas de la santé en France*, vol. 2, *Comportements et maladies*, Paris : John Libbey Eurotext, 2006

SALEM G., « Peuplement et santé : approche géographique », p. 67-85, in *Géographie Humaine. Mondialisation, inégalités sociales, et enjeux environnementaux*, 4e édition. Sous la direction de J.-P. Charvet et M. Sivignon, Armand Colin, 2020

SORRE M., *Les Fondements de la géographie humaine*, t. 1 *Les Fondements biologiques*, Paris, Armand Colin, 1943

VAILLANT Z., SALEM G., *Atlas mondial de la santé. Quelles inégalités ? Quelle mondialisation ?* Paris, Autrement, 2008

VAILLANT Z, *La Réunion, koman i lé ? Territoires, santé, société*, PUF-Le Monde, 2008

VILLERMÉ L.R., *Tableau de l'état physique et moral des ouvriers employés dans les manufactures de coton, de laine et de soie*, Gallica BNF, 1840

WORLD HEALTH ORGANIZATION, *Global Status Report on Road Safety 2018*, Genève, WHO ; 2018

SITES WEB D'INFORMATIONS STATISTIQUES SANITAIRES SPATIALISÉES

atlasbrasil.org.br/2013/es/
cdc.gov/
cdc.gov/climateandhealth/effects/default.htm
cdc.gov/gis/public-health-maps.htm
dartmouthatlas.org/
ec.europa.eu/eurostat
england.nhs.uk/
equitesante.org/wp-content/uploads/2016/01
fao.org/home/fr/
insee.fr/fr/accueil
nationalgeographic.com/what-the-world-eats/
oie.int/fr/
safetyandquality.gov.au/our-work/healthcare-variation/atlas-2018
unicef.org/
waqi.info/fr/
who.int/fr
who.int/globalchange/publications/atlas/en/

Derniers titres parus dans la collection « Atlas »

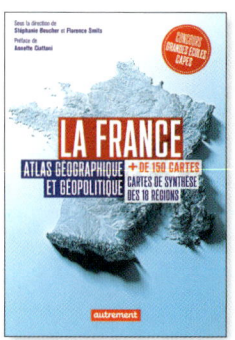

La France
Atlas géographique et géopolitique

Sous la direction de Stéphanie Beucher et Florence Smits

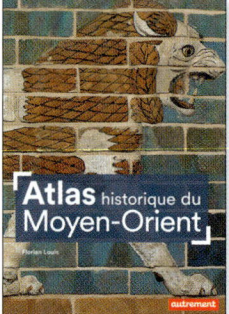

Atlas historique du Moyen-Orient

Florian Louis

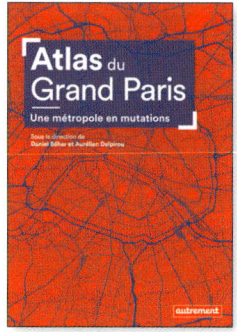

Atlas du Grand Paris
Une métropole en mutations

Sous la direction de Daniel Béhar et Aurélien Delpirou

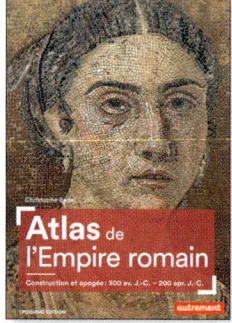

Atlas de l'Empire romain
Construction et apogée : 300 av. J.-C. - 200 apr. J.-C.

Christophe Badel

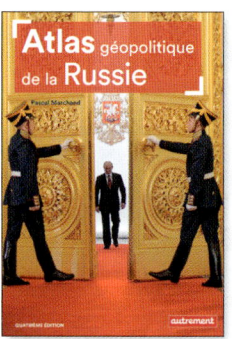

Atlas géopolitique de la Russie

Pascal Marchand

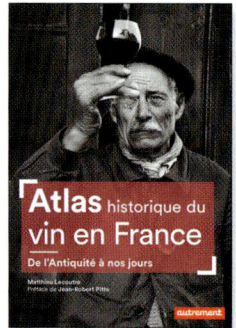

Atlas historique du vin en France
De l'Antiquité à nos jours

Matthieu Lecoutre

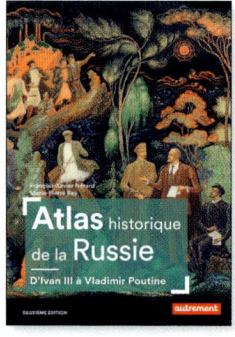

Atlas historique de la Russie
D'Ivan III à Vladimir Poutine

François-Xavier Nérard et Marie-Pierre Rey

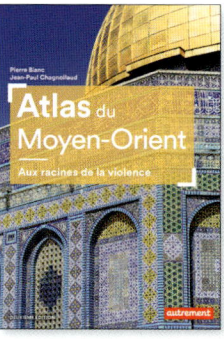

Atlas du Moyen-Orient
Aux racines de la violence

Pierre Blanc et Jean-Paul Chagnollaud

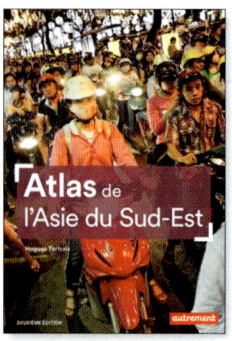

Atlas de l'Asie du Sud-Est

Hugues Tertrais

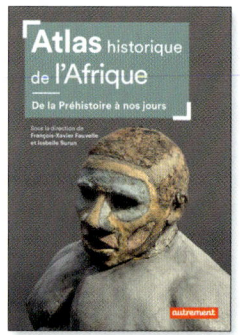

Atlas historique de l'Afrique
De la Préhistoire à nos jours

Sous la direction de François-Xavier Fauvelle et Isabelle Surun

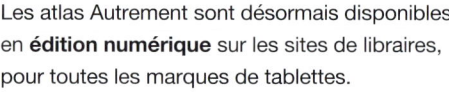

Les atlas Autrement sont désormais disponibles en **édition numérique** sur les sites de libraires, pour toutes les marques de tablettes.

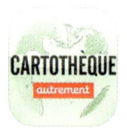

Pour l'iPad, un développement original permet d'acheter les contenus au chapitre (de 1,69 à 4,49 € le chapitre), grâce à l'application « Cartothèque des Atlas », à télécharger gratuitement sur l'App Store.

Pour en savoir plus :

www.autrement.com/atlasnumeriques